Dr. Michelle HAINTZ

Aus der Depression ins Glücklichsein

Erkenne die in der Tiefe liegenden Ursachen deiner Depression, um diese auf neue Art zu meistern!

Erstveröffentlichung November 2024

Bibliographische Information der Deutschen Nationalbibliothek

Die Deutsche Nationalbibliothek verzeichnet diese Publikation in der deutschen Nationalbibliographie; detaillierte bibliographische Daten sind im Internet über http://dnb.d-nb.de abrufbar.

Autor des Buches: © Dr. Michelle HAINTZ
dr.michelle.haintz@aon.at

Layout und Satz des Buches: Dr. Michelle HAINTZ

Umschlaggestaltung und Bilder:

© Angelina Schulze und Simone Teresa Haintz
© Artspace (Coverbild)

Verlag: Angelina Schulze Verlag
Am Mühlenkamp 15
38268 Lengede

verlag@angelina-schulze.com
https://angelina-schulze.com

ISBN: 978-3-96738-304-1

Inhaltsverzeichnis

Dein Gewinn aus diesem Buch

Leidest du unter Depressionen?

Nur in der aktuell für uns alle recht anspruchsvollen Phase des Planeten?

Oder schon länger, vielleicht seit du dich erinnern kannst?

Fühlst du dich nur ab und zu depressiv, oder häufig, vielleicht sogar durchgehend?

Fühlst du dich immer wieder müde und ausgelaugt?

Fehlt dir die Freude am Leben?

Und hast das oft Gefühl, alles wäre so sinnlos?

Aber wünschst du dir Besserung?

Und hättest gern wieder mehr Lebensfreude?

Und Zuversicht?

Aber auch einen neuen Lebenssinn?

Und möchtest du wissen, wo die Ursache deiner Depression liegt?

Oder die Ursachen, wenn es mehrere sind?

Dann ist es wohl kein Zufall, dass du dieses Buch gefunden hast – oder hat es dich gefunden, weil etwas in dir nach Hilfe gerufen hat.

Hilfe zur Selbsthilfe wohlgemerkt! Denn ich kann deine Depression nicht heilen. Aber ich kann dir zeigen, wie du selbst dich daraus befreist – indem du endlich ihre Wurzeln erkennst und verstehst, warum es dir so geht, wie es dir geht. Und indem du zumindest einige meiner Empfehlungen umsetzt, um dich für Heilung zu öffnen.

Depressionen sind nicht nur unangenehm – für Betroffene selbst, aber auch für deren Umfeld. Sondern sie sind auf Dauer auch gefährlich, weil sie Stress erzeugen. Und dieser ist nicht nur ungesund für Körper, Geist und Seele; sondern er versetzt dich in einen Teufelskreis, indem du immer noch depressiver wirst. Denn nicht nur erzeugt Depression Stress, sondern Stress löst Depressionen auslöst und verstärkt diese immer noch weiter.

Aus diesem Teufelskreis herauszukommen, ist nicht ganz einfach, aber es ist möglich – das kann ich dir aus eigener Erfahrung versichern.

Allerdings wird dir dies erst dann gelingen, wenn dir die Ursachen klar sind und du weißt, wo du ansetzen musst, um das Übel an der Wurzel anzugehen.

All das und noch viel mehr erkläre ich dir in diesem Buch; das ich für dich geschrieben habe, wenn du dich nachhaltig aus deiner Depression befreien und (wieder) ein glückliches, erfülltes Leben führen möchtest.

Dafür biete ich dir eine Reihe erhellender Aha-Erlebnisse, die dir nicht nur helfen, dich selbst besser zu verstehen; sondern auch mehr Verständnis für dich zu haben. Dazu betrachten wir dieses Thema aus unterschiedlichen Perspektiven und vor allem auf völlig neue Art und Weise.

Darüber hinaus zeige ich dir hochwirksame Techniken und Strategien, die dein Talent zum Glücklichsein wiedererwecken. Wenn du diese anwendest, dann gelingt es dir, deinen Alltagsstress besser zu meistern; und dann bekommt dein Leben wieder Frische und Buntheit und du wirst produktiver, erfolgreicher und zufriedener.

Aber bitte gib Acht auf deinen inneren Schweinehund!

Denn der wird jetzt vermutlich alles in seiner Macht Stehende tun, um dich von der Umsetzung meiner Anregungen abzuhalten. Er mag Veränderungen nicht; schon gar nicht, wenn sie Verbesserung versprechen, weil ihm eine solche verdächtig erscheint und sein Misstrauen erweckt.

Hör lieber auf dein Herz und auf dein inneres Kind, die dich in der Umsetzung meiner Tipps unterstützen und bestärken werden; denn sie wollen, dass du glücklich bist und ein erfülltes Leben genießt.

Seit ich selbst all das, was ich dir hier ans Herz lege, anwende, leide ich viel weniger unter meinen Depressionen; obwohl diese Jahrzehnte lang mein Leben verdunkelt haben. Nein, ich bin heute nicht vollkommen frei davon, aber nun kann ich weit besser damit umgehen und mich um vieles rascher daraus befreien. Daher kann ich dir die Wirksamkeit all dessen aus eigener Erfahrung bestätigen.

Nun bin ich emotional um vieles ausgeglichener, fühle mich körperlich entspannter und wohler, zugleich aber auch vitaler und frischer; ich bin produktiver und erfolgreicher; mein Leben hat an Helligkeit gewonnen und ich kann jederzeit meine Lebensfreude mobilisieren – auch wenn ich zwischendurch den einen oder anderen Rückfall habe. Heute weiß ich, wie ich damit umgehe.

Und all das wird auch für dich wahr, wenn du dich von meinem umfassenden Angebot an theoretischem Wissen und praktischen Tipps in eine neue Lebensqualität begleiten lässt.

Zur Einstimmung

Das Buch, das du in Händen hältst, ist kein wissenschaftliches; und ich schreibe es nicht in meiner Funktion als Medizinerin, obwohl medizinische Themen am Rande natürlich miteinfließen werden. Dieses Buch ist ein authentisches Erfahrungsbuch, das ich als selbst betroffene, Jahrzehnte lang depressive Persönlichkeit schreibe.

Und es ist das Buch, das ich selbst gern – möglichst früh in meinem Leben – gelesen hätte, um besser mit meiner Depression umgehen zu können.

Keineswegs verneine ich, dass es Depressionen gibt, bei denen medikamentöse Behandlung angezeigt ist. Aber ich bin überzeugt, dass diese viel seltener sind, als es gehandhabt wird.

Antidepressiva werden heute weltweit millionenfach verschrieben und eingenommen – meiner Ansicht nach viel zu häufig. Und sie sind doch bloß eine symptomatische Therapie; weil sie ja nichts an den wirklichen Ursachen ändern. Denn selbst wenn sie im entsprechenden Hormonstoffwechsel eingreifen, so ist eine hormonelle Dysbalance ja meist nicht die Wurzel des Übels.

Ja, ich bin auch überzeugt, dass sich viele depressive Menschen selbst aus diesem Teufelskreis befreien können, wenn sie die richtigen Werkzeuge nützen – und dafür bin ich selbst ein authentisches Beispiel: ich habe niemals Antidepressiva genommen, obwohl ich oft an der Kippe stand; und werde das auch nie tun.

Was – und das möchte ich ausdrücklich betonen – nicht bedeutet, dass ich dich davon abhalten möchte; das wäre für eine Medizinerin unverantwortlich. Wenn du Medikamente brauchst, um deine Depressionen zu meistern, dann bitte nimm sie!

Aber dennoch mag dir all das, was ich dir hier zeige, helfen, ein Ausweg in Richtung mehr Eigenverantwortung und Eigenermächtigung zu finden – zu Beginn jedenfalls noch mit medikamentöser Begleitung, wenn du diese wirklich brauchst.

All das, was ich hier mit dir teile, hat mir geholfen und hilft mir weiterhin, ein erfülltes und erfüllendes Leben zu leben. Und dies, obwohl ich nicht als „Sonnenscheinchen" zur Welt gekommen bin. Und es wird auch dir helfen, mehr Erfüllung und Glücklichsein zu erlangen, wenn du wie ich als „Moll-Mensch" zur Welt gekommen bist.

Wenn du diese Zeilen liest, hat dich wohl das Gesetz der Resonanz zu diesem Buch geführt; und dann wird es dich genau dort abholen, wo auch immer du dich auf deinem – vielleicht gerade ziemlich holprigen – Lebensweg befindest. Auf dieses wichtige Gesetz komme ich zurück.

Wenn ich vorhin den Begriff „Sonnenscheinchen" gewählt habe, dann meine ich das keineswegs abfällig – im Gegenteil. Es muss sich sehr gut anfühlen, wenn einem das Talent zum Glücklichsein in die Wiege gelegt wurde; besonders wenn diese wohltuende Gabe dann auch noch durch eine entsprechende Erziehung und Begleitung ins Erwachsenenalter bestärkt und gefestigt wurde.

Und da für mich der Gedanke an Wiedergeburt durchaus nachvollziehbar ist, hege ich die Absicht, im nächsten Leben als ein solches „Sonnenscheinchen" geboren zu werden ☺. Dann inkarniere ich als Dur-Mensch, der sich das Glücklichsein nicht erst hart erarbeiten muss, sondern mit angeborener und leicht zu erreichender Leichtigkeit durchs Leben schwingt…

Aber da ich mich auf Seelenebene – das ist zumindest meine Lebensphilosophie – diesmal für die Moll-Variante entschieden habe, trachte ich danach, das Beste aus dieser Anlage zu machen und mir mehr und mehr Glücklichsein im Leben zu erlauben, je älter ich werde. Nicht zuletzt, weil ich damit auch für andere eine angenehmere Zeitgenossin bin.

Und vor allem auch weil ich erkannt habe, dass ich das in mir angelegte Potenzial eher entfalten kann, wenn ich unter der Kontrolle meiner Glückshormone stehe – und darin sehe ich meine Lebensaufgabe.

Genau das möchte ich auch dir ans Herz legen. Daher werde ich dir zeigen, wie du sehr bewusst deine Glücks-Chemie mobilisierst, um dich immer wieder aus dem jeweiligen Tief zu befreien. Denn Depression ist meist nicht ein einziges Ereignis im Leben, sondern sie meldet sich immer wieder – und dann ist es gut, gewappnet zu sein.

Das wird sich nicht nur angenehmer anfühlen und gesünder sein für Körper, Geist und Seele; sondern es wird dir neue Erfahrungsräume öffnen, die du dir momentan noch gar nicht vorstellen kannst. Also lass dich mitnehmen in ein neues Leben voller Buntheit, Klarheit, Helligkeit, Lebendigkeit, Leichtigkeit, Offenheit und Lebensfreude – und dies, obwohl dir all das vielleicht nicht in die Wiege gelegt wurde und dein bisheriger Lebensweg mehr als holprig war!

Ich behaupte nicht, dass in Zukunft jede Wegstrecke für dich leicht sein wird, aber ich verspreche dir, dass ich im Schreiben dieses Buches alles in meiner Macht Stehende getan habe, um dir zu helfen, deinen Weg so weit wie möglich zu ebnen – gehen darfst du ihn selbst.

Danke, dass du dieses Buch gefunden hast, danke, dass du es liest und danke, dass du bereit bist, das, was ich dir ans Herz lege, auch tatsächlich umzusetzen – du trägst damit bei, die Welt ein wenig heller zu machen ☺.

Anfänger-Bewusstsein

Was uns auf unserem Weg immer wieder blockiert und entmutigt, ist die Erinnerung an altes Versagen und Scheitern. Das gilt generell, aber speziell auch im Zusammenhang mit unseren Depressionen – nicht zuletzt weil hier das Gesetz der Resonanz stark hereinwirkt, auf das ich hier auch näher eingehen werde.

Daher kann sich diese Depressivität – ähnlich wie chronische Schmerzen – in unserem System festsetzen. Dann leiden wir auch unter Depressionen, die wir eigentlich gar nicht mehr haben müssten. Verantwortlich dafür sind neben dem Resonanzgesetz („Gleich und gleich gesellt sich gern") noch andere Faktoren: Nervenbahnen, die fest in unserem Gehirn einprogrammiert sind, unsere Selbstsabotage (unser innerer Schweinehund), all die Trigger, die immer wieder unsere alten Wunden aufreißen und noch vieles mehr...

Auf all das werde ich hier eingehen, aber zuvor möchte ich dir – gerade zu Beginn dieses Buches – das Anfänger-Bewusstsein ans Herz legen.

Überlege einmal: wenn du eine Wanderung vorhast und deinen Rucksack packst, wirst du ihn vermutlich zuerst ausräumen, ehe du ihn neu füllst. Nicht wahr?

Das wäre an sich ohnehin sinnvoller gleich nach der letzten Wanderung; aber manchmal mag es vorkommen, dass du beim Heimkommen etwas Wichtigeres zu tun hast und daher nicht dazu kommst, deinen Rucksack gleich auszuräumen.

Dann wird dies allerdings spätestens vor dem nächsten Ausflug angezeigt sein, denn sonst schleppst du die alten Proviantreste, die leeren Getränkeflaschen, die gesammelten Steine, Baumrinden und sonstigen „Schätze", die du bei der letzten Wanderung ergattert hast, auch beim nächsten Ausflug mit; obwohl du all das diesmal sicher nicht mehr brauchst.

Ähnlich verhält es sich mit altem Gram und Groll, mit Selbstvorwürfen und Selbstzweifeln, mit deiner Unzufriedenheit, deinen Schuldgefühlen und Gewissensbissen, aufgrund alter Fehler oder Irrtümer, mit deinem Selbstmitleid und deiner Resignation, mit der tiefsitzenden Trauer und all dem vergrabenen Schmerz. All das bedingt oder verstärkt deine Depressionen, weil es Stress erzeugt und deine Stresshormone dich resonant machen für depressive Verstimmung.

Also stell dir vor, dass dein Rucksack leer ist, wenn sich die nächste Depression anschleicht – nimm also das Anfänger-Bewusstsein ein.

Hast du davon schon gehört?

Zen-Meister wünschen sich von ihren Schülern, sie mögen dieses Bewusstsein weitgehend durchhalten und alles so erleben, als würden sie es zum ersten Mal erleben.

Wie wäre es, wenn du deine Depression so wahrnimmst, als hättest du sie noch nie erlebt; wärst also noch nie zuvor depressiv gewesen?

Ideal wäre das natürlich in einer depressiven Phase selbst; aber ich vermute, dass dir das zumindest anfangs nicht so leicht gelingt. Daher beginne damit, immer wieder in Phasen, in denen es dir besser geht, mit dieser speziellen Bewusstheit zu spielen.

Spiele einmal damit, indem du dir ein Musikstück, das du vielleicht schon zig Male gehört hast, bewusst so anhörst, als würdest du es tatsächlich zum ersten Mal hören!

Oder versenke dich möglichst liebevoll in dein eigenes Spiegelbild; so als hättest du dich noch nie im Spiegel gesehen!

Oder betrachte einen geliebten Menschen bewusst so als würdest du ihn zum ersten Mal sehen!

Oder erlebe einen Sonnenuntergang so, als würdest du so etwas zum ersten Mal erleben – was übrigens stimmt, denn kein Sonnenuntergang gleicht dem anderen!

Oder versenke dich in einen August-Sternenhimmel und erlebe die Sternschnuppen, als hättest du noch nie eine gesehen.

Oder betrachte dein Lieblings-Kunstwerk bewusst so, als tätest du dies zum allerersten Mal!

Oder singe deine Lieblings-Melodie so, als würdest du zum ersten Mal deine Stimme fließen lassen!

Oder steige in ein frisch zubereitetes, duftendes, herrlich warmes Schaumbad, als hättest du noch nie zuvor gebadet!

Oder liebkose deine Geliebte oder deinen Geliebten, dein Kind, deine Katze oder ein anderes geliebtes Tier bewusst so als tätest du das wirklich zum ersten Mal!

Oder gönne dir eine wohltuende Massage bewusst so, als wärst du noch nie in den Genuss einer solchen gekommen!

Oder genieße eine Speise, die du schon sehr oft gegessen hast, so als würdest du dies nun zum allerersten Mal bewusst tun!

Oder lass dich von einer Person deines Vertrauens mit verbundenen Augen über eine blühende Frühlingswiese führen oder lege dich in eine solche, so als hättest du das noch nie erlebt – wer weiß, vielleicht hast du das tatsächlich noch nie erlebt?

Oder rieche bewusst zu deiner Lieblings-Blume so als hättest du deren Duft noch nie zuvor wahrgenommen!

Oder geh in den Wald und erlebe diese wundervolle Atmosphäre zum ersten Mal!

Du wirst vermutlich bemerkt haben, dass all das gar nicht so einfach ist, denn dein Gehirn hat die Tendenz, jeglichen Input sofort in irgendeine bekannte Kategorie einzuordnen. Und wenn dies nicht möglich ist, dann so zurechtzurücken, dass er irgendwo dazu passt. Und wenn auch das nicht geht, dann blendet es das eingehende Signal einfach aus...

Aber du wirst auch erkannt haben, dass diese Erfahrungen ungemein wertvoll sind, wenn es dir nach einer Weile des bewussten damit Spielens dann immer rascher gelingt, in dein Anfänger-Bewusstsein zu finden.

Vielleicht kennst du die Geschichte von dem Manager (es könnte natürlich auch eine Managerin sein), der zu einem fernöstlichen Meister kommt, um von diesem Weisheit zu erlangen. Er meint:

„Meister, ich habe alles in meinem Leben erreicht, was man erreichen kann – ich habe eine wunderbare Familie und bin sehr erfolgreich in meinem Beruf, ich bin unsagbar reich und habe einen großen und sehr einflussreichen Freundeskreis, ich habe mehrere Autos, eine Yacht und sogar eine eigene Insel! Was mir nun noch fehlt, ist Weisheit! Und deshalb komme ich zu Euch! Sagt mir: wie kann ich Weisheit erlangen?“

Der Meister legt den Kopf etwas schief und betrachtet seinen Gast eine Weile... während dieser schon etwas ungeduldig wird – schließlich ist Zeit doch Geld. Aber er möchte nicht unhöflich sein, darum wartet er diszipliniert.

Dann, nach einer für unseren Protagonisten schier endlosen Weile, frage der Meister: „Möchtest du Tee mit mir trinken?“

Nur mühsam kann unser Manager an sich halten – schließlich ist er gekommen, um Weisheit zu erlangen und nicht, um mit diesem weisen Mann Tee zu trinken. Aber aus purer Höflichkeit ringt er sich tapfer dazu durch und meint: „Ja, gerne!“

Dann folgt eine lange Tee-Zubereitungs-Zeremonie, die der Meister ungeachtet der wachsenden Ungeduld seines Gastes genüsslich zelebriert; während dieser immer nervöser werdend auf seinem Sitz hin und her rutscht.

Schließlich reicht er ihm eine Schale und gießt Tee ein... und gießt ein... und gießt ein – und die Schale ist voll und läuft schon über...

Da platzt unserem Manager die Geduld und er ruft: „Meister, haltet ein, seht ihr denn nicht: meine Schale ist schon voll, da geht nichts mehr herein?!“

Der weise Mann hält tatsächlich inne, legt wieder seinen Kopf schief und sieht seinem Gast lächelnd in die Augen – lange!

Dann meint er: „Siehst du: so voll wie diese Schale, so voll ist auch dein Geist – da geht nichts mehr hinein! Wenn du Weisheit erlangen möchtest, musst du erst deinen Geist leer machen!“

Auch in dieser Geschichte geht es letztlich um dieses Anfänger-Bewusstsein – und dieses möchte ich dir zu Beginn dieses Buches wärmstens ans Herz legen: lass bei deiner Lektüre bitte all das beiseite, was du bisher über Depression gehört oder gelesen hast!

Aber vergiss möglichst auch all das, was du selbst damit erlebt hast und was du automatisch damit verbindest!

Stell dir vor, du bist ein Alien, ein Wesen von einem anderen Stern, das auf die Erde kommt, weil es einmal erleben möchte, wie sich alles hier anfühlt – ganz speziell die Depression!

Ja, Humor ist gerade angesichts unserer Depressionen wichtig – er ist nicht leicht zu mobilisieren, aber wenn es uns gelingt, haben wir schon einen großen Schritt in die richtige Richtung geschafft.

Ich weiß nicht, ob du dieses Phänomen auch von dir kennst: ich frage mich, wenn ich mich gerade wieder einer depressiven Phase befreit habe, immer wieder was da in mich gefahren ist und wie ich so abstürzen konnte. Wenn es mir gut geht, dann ist das kaum nachvollziehbar…

Also spiele mit dieser auf den ersten Blick merkwürdigen Vorstellung. Du wirst sehen, das ist eine ungemein herausfordernde, zugleich aber höchst interessante und bereichernde Erfahrung.

Denn glaubst du nicht auch, dass du deine aktuell wirksame Depression im Anfänger-Bewusstsein leichter meisterst, als wenn du dich an all die anderen depressiven Phasen erinnerst – nach dem Motto: warum schon wieder?

Wenn du den Ängsten erlaubst, die ja allzu oft mit Depressionen verbunden sind, Raum zu greifen?

Wenn du dich deinen Sorgen hingibst, die sich scheinbar endlos vermehren, weil dein Gehirn assoziativ arbeitet?

Wenn du die uralte Trauer erwachen lässt, die mit deiner Depression verbunden ist?

Wenn du deiner so vertrauten Selbstablehnung, ja gar deinem Selbsthass erlaubst, in dir zu wirken – die es dir kaum möglich machen, dich aus deiner Depression zu befreien?

Wenn du dabei an all die Sinnlosigkeit denkst, die dich immer wieder verzweifeln lässt und deine Depression immer noch weiter verstärkt?

Der damit verbundene Kampf-oder-Flucht-Modus eignet sich nicht, um deine Depression zu meistern; denn dagegen zu kämpfen wird sie nur weiter stärken und noch wirksamer machen. Und davor zu fliehen wird dir unter der Wirkung deiner Stresshormone auch nicht gelingen.

Also spiele einmal mit deinem Anfänger-Bewusstsein, um deine Depression zu konfrontieren und tu so, als wäre das die allererste Depression, die du erlebst; und nimm wahr, wie es dir damit geht!

Was dir dabei helfen kann, ist die Position eines Beobachters, indem du in die leichte, weite Helligkeit abhebst. Diese erkläre ich dir ausführlich im Abschnitt über hilfreiche Techniken, bei denen du deine Vorstellungskraft einsetzt.

Und vor allem gilt es, immer wieder bewusst wahrzunehmen, wie es dir geht!

Selbst-Wahrnehmung

Um deine Depression zu meistern, ist es wichtig, dich darin zu erkennen – also wahrzunehmen, dass du dich gerade „im freien Fall“ oder sogar schon „im Sumpf“ befindest – das sind Ausdrücke, die ich selbst mit meiner Depression verbinde, die ich aber immer wieder auch von anderen höre.

Und um dir der aktuell in dir wütenden oder auch bloß schwelenden Depression klar zu werden, ist es wichtig, achtsam zu sein und bewusst wahrzunehmen, wie es dir geht. Dazu dient die bewusste Selbst-Wahrnehmung, die ich dir hier ans Herz lege.

Diesen Bewusstseinszustand finde ich generell wichtig, aber er wird vor allem im Umgang mit deiner Depression hilfreich sein; denn du wirst dich erst dann daraus befreien können, wenn du dir dessen bewusst wirst – und umso eher, je früher dir das gelingt.

Aber bitte mach dir dann keine Vorwürfe, wenn du dich im Nein ertappt hast, sondern ganz im Gegenteil: sei froh, dass dir dies gelungen ist, weil es dir erst dann gelingen wird, dich ins Ja umzupolen – auf diese beiden Zustände kommen wir noch einmal zurück, weil sie eine weitere Perspektive auf die Depression eröffnet; bei der wir auch ansetzen können.

Dieser Akt der Bewusstheit braucht große Aufmerksamkeit und starken Willen. Unter der Wirkung deiner Stresshormone wirst du dir deiner Gestimmtheit nicht bewusst, weil dein Überlebenszentrum dies nicht als wichtig erachtet – und das gilt speziell auch bei Depressionen, die der für dein Stressverhalten verantwortliche Hirnteil als Gefahr für dein Überleben interpretiert.

(Auf diesen Hirnteil sowie generell auf die Rolle deines Gehirns im Zusammenhang mit deiner Depression kommen wir in einem eigenen Kapitel zurück.)

Wenn sich der Höhlenmensch mit einem Säbelzahntiger konfrontiert sah, war es für sein Überleben nicht wichtig, sich seiner Stimmung bewusst zu werden; denn für ihn stand die Vorbereitung seines gesamten Organismus auf Kampf oder Flucht im Vordergrund.

Aber unsere Herausforderungen sind andere – und vor allem bei Depressionen geht es nicht um hohen Blutdruck und Luxusdurchblutung unserer Muskulatur. Sondern ganz im Gegenteil darum, möglichst bewusst zu sein, um uns aus der auf Dauer fatalen Stress-Chemie befreien zu können.

Daher möchte ich dir wirklich ans Herz legen, dich zu einer möglichst aufmerksamen Selbst-Wahrnehmung zu erziehen – und dies gerade auch angesichts wichtiger Herausforderungen wie einer Depression, die dich ganz und gar absorbiert und deine Befindlichkeit vergessen lässt.

Natürlich wird es dir anfangs nicht leicht fallen, mitten in der Depression in die bewusste Selbst-Wahrnehmung zu gehen – vor allem wenn dich diese schon eine Weile gefangen hält. Daher empfehle ich dir diese Technik quasi als Trocken-Training für den Ernstfall: halte immer wieder und in den verschiedensten Situationen deines Alltags inne und werde dir deiner Gestimmtheit bewusst!

Wenn dir dies in glücklichen, entspannten und zufriedenen Phasen gelingt, wirst du es auch im Frühstadium einer Depression schaffen. Nämlich wahrzunehmen, was da gerade passiert: in deiner Psyche sowie auf körperlicher und mentaler Ebene – du kennst vermutlich die mentale Einengung, die uns in der Depression erfasst. Und dann kannst du dich vielleicht noch vor dem Absturz bewahren; oder dich zumindest rascher wieder aus dem Sumpf ziehen.

Vielleicht möchtest du irgendein Signal wählen, das dich immer wieder daran erinnert, wenigstens für Augenblicke in die bewusste Selbst-Wahrnehmung zu gehen:

- immer wenn das Telefon läutet,
- wenn Kirchenglocken läuten,
- wenn ein Vogel zwitschert,
- ein Hund bellt
- oder eine Katze miaut,
- wenn jemand lacht,
- wenn eine neue Mail hereinkommt,
- wenn ein bestimmtes Wort fällt…

Je häufiger dieses Signal vorkommt, umso besser ist es natürlich ☺: halte immer kurz inne und nimm wahr, wie es dir gerade geht. Trainiere diese bewusste Selbst-Wahrnehmung mit der anfangs nötigen Geduld, damit sie dir auch inmitten einer Depression zur Verfügung steht!

Was auch immer du gerade tust (auch jetzt, während du das liest) halte für einige Augenblicke inne, bleib genau in der Position, in der du dich gerade befindest – so als hätte jemand die Pause-Taste gedrückt – und fühle aufmerksam in dich hinein!

Wie fühlst du dich gerade körperlich?

Fühlst du dich wohl?

Frisch und energiegeladen oder müde und schlapp?

Ist dir eher angenehm warm oder gar heiß?

Oder ist dir kühl, ja kalt?

Fühlst du die Berührung deines Körpers mit seiner Umgebung?

Den Boden unter deinen Füßen... den Sitz, wenn du sitzt, oder die Lehne... kannst du an manchen Stellen deine Kleidung fühlen, vielleicht auch deine Haare?

Und nun wandere mit deiner Aufmerksamkeit durch deinen ganzen Körper und finde die kleineren oder größeren Verspannungen...

Wenn du eine angespannte Stelle findest, bleib kurz dabei, schenke dir ein Lächeln und atme bewusst dorthin... löse diese Spannung mit jedem Ausatmen etwas mehr, indem du dein Lächeln dorthin schickst...

Dann lass deine Aufmerksamkeit weiter wandern:

Beginne an deinen Füßen, fühle langsam entlang deiner Beine hinauf zu deinem Rumpf, entspanne verspannte Areale und geh weiter...

Nimm deinen Bauch, deine Brust und deinen Rücken wahr...

Dann auch deinen Schulter- und Nackenbereich, der oft

besonders verhärtet ist...

Löse sanft alle Verspannungen, die du in deinem Rumpf findest...

Dann nimm auch deine Arme wahr und löse auch hier die kleinsten Spannungen...

Und zum Schluss nimm deinen Hals und deinen Kopf wahr... achte dabei besonders auf deine Kiefermuskulatur – hast du auch die Tendenz, die Zähne zusammen zu beißen?

Leidest du gar unter nächtlichem Knirschen?

Spür auch, ob deine Kopfhaut angespannt ist – und löse sie sanft...

Entspanne dich bei jedem Ausatmen etwas mehr und atme frische Lebensenergie ein; stell dir dabei vor, dass du dich energetisch auflädst und dich auf diese Weise bis auf zelluläre Ebene regenerierst.

Atme während dieser Wahrnehmungs-Übung möglichst bewusst und am besten im 5 zu 3 Rhythmus – also atme jeweils 5 Herzschläge lang aus und nur 3 Herzschläge lang ein.

Spiele immer wieder und in den unterschiedlichsten Situationen (etwa auch während deiner Wartezeiten an der Haltestelle, im Supermarkt oder im Wartezimmer) mit deiner Selbst-Wahrnehmung! Erlaube dir so oft wie möglich, ganz und gar ins Hier und Jetzt zu kommen und einfach zu beobachten und zu spüren – und wenn es dir möglich ist, auch mitten in einer depressiven Phase!

Dann nimm auch wahr, wie es dir psychisch und mental geht:

Wie geht es dir emotional?

Fühlst du dich wohl?

Ausgeglichen und in deiner Mitte?

Zufrieden?

Vielleicht sogar glücklich?

Oder bist du unglücklich?

Traurig?

Ärgerlich?

Wütend?

Spürst du Angst?

Groll?

Schuldgefühle?

Hast du Sorgen?

Wenn einiges von all dem zutrifft, dann spiele mit den Empfehlungen in diesem Buch, die dich am meisten ansprechen!

Und wie geht es dir mental?

Fühlst du dich benebelt?

In negativen Gedanken gefangen?

In destruktiven Selbstgesprächen?

Quälst du dich mit Selbstkritik?

Liegt dein Fokus vor allem auf dem Belastenden?

Auf dem halb (oder ganz) geleerten Glas?

Auf der schmutzigen Fensterscheibe statt auf der schönen Aussicht?

Auf den Dornen statt auf der Schönheit der Rose?

Dann geh in die Eigenverantwortung und frage dich:

„Welche Gedanken fühlen sich besser an?"

Und halte Ausschau nach einem Lichtblick, der dir den Weg aus dem depressiven Sumpf weist – die Empfehlungen in diesem Buch bieten dir ein reiches Repertoire, aus dem du das wählen kannst, was für dich am besten funktioniert. Wobei ich dir durchaus rate, dir erst einmal alles durchzulesen, um einen guten Überblick zu haben.

Wenn du dir die Selbst-Wahrnehmung und das Anfänger-Bewusstsein aneignest, dann bist du bereits besser als bisher dagegen gewappnet, von deiner Depression überfallen zu werden. Aber es wird dir auch besser gelingen, dich daraus zu befreien, wenn du in die dunkle, enge Schwere „gefallen" bist – indem du in die helle, weite Leichtigkeit der Beobachter-Position abhebst.

Wir kommen darauf zurück.

Woher kommen deine Emotionen?

Hast du das Gefühl, dass deine Befindlichkeit nicht in deiner Macht steht?

Dass du also nicht entscheiden kannst, welche Emotionen du gerade erlebst?

Du also letztlich auch deinen Depressionen ausgeliefert bist?

Dann habe ich eine gute Nachricht für dich: Wie es dir geht, liegt zumindest zu einem gewissen Grad in deiner Macht.

Daran habe ich früher auch gezweifelt – aber nur so lang, bis ich mich intensiv mit der Herz-Intelligenz-Forschung beschäftigt habe. Mittlerweile denke ich ganz anders darüber und möchte meine Erkenntnisse, Einsichten, Erfahrungen und Gedanken hier mit dir teilen.

Hast du dich schon einmal gefragt, woher deine Emotionen kommen?

Glaubst du, dass sie aus dem Nichts entstehen – einfach so?

Oder werden sie direkt durch äußere Einflüsse ausgelöst, ohne dass du etwas dazu beiträgst?

Speziell deine depressiven Verstimmungen?

Beobachte einmal, wenn dich deine Depression scheinbar aus dem Hinterhalt überkommt, was jeweils das auslösende Moment gewesen ist! Und du wirst sehen, in den meisten Fällen kannst du einen entsprechenden Gedanken identifizieren, der deiner Depression vorausgegangen ist und diese ausgelöst hat – wenn nicht, dann heißt dies bloß, dass dir der auslösende Gedanke nicht bewusst ist.

Deine Emotionen sind im Grunde immer Folgen deiner Gedanken; nur bleiben diese Gedanken sehr oft im Unbewussten. Daher erscheint es dir, als wären sie aus heiterem Himmel aufgetaucht.

Ist das nicht eigentlich ein großer Segen?

Denn über deine Gedanken hast du doch – zumindest theoretisch – die Kontrolle.

Entscheidest du nicht selbst, was du denkst?

Liegt es nicht in deinem Ermessen, womit du dich geistig befasst?

Kannst du nicht kontrollieren, welche inneren Dialoge in dir ablaufen?

Welche Erinnerungen du aus der Vergessenheit holst?

Was du in deine Zukunft projizierst?

Aber auch mit wem du dich unterhältst – mit aufbauenden oder mit erniedrigenden Zeitgenossen?

Und all das bestimmt deine Emotionen; was so viel bedeutet, dass du zumindest bis zu einem gewissen Grad sehr wohl Macht über deine Emotionen hast.

Natürlich werden deine Gedanken auch durch deine Umwelt beeinflusst: durch deine Erziehung, durch die Medien und deine Mitmenschen. Aber das muss nicht so bleiben, denn du kannst Einfluss nehmen auf das, womit du dich mental „nährst“. Du bist der Einwirkung von außen nicht hilflos ausgeliefert, wenn du deren Destruktivität erkannt hast. Dann kannst du bewusst die Verantwortung für dein Denken übernehmen – und damit zugleich auch jene für deine Befindlichkeit.

Das funktioniert allerdings nur unter der Kontrolle deines Homo Sapiens Sapiens Gehirns, also deiner Hirnrinde – worauf ich etwas später näher eingehen werde.

(Nein, das zweite „Sapiens“ (= wissend) ist kein Tippfehler: es hat schon vor uns einen Homo Sapiens gegeben, aber weil wir uns über sein Stadium hinaus entwickelt haben, haben wir ein zweites „Sapiens“ hinzubekommen.)

Dein Höhlenmenschenhirn ist nicht an Neuerungen interessiert, weil es gern auf vertrautem Terrain hängen bleibt. Erst wenn du beginnest, bewusst deine Gedanken zu kontrollieren und in eine konstruktive Richtung zu steuern, wird dir klar, wie stark du in deinem Denken – oft bis ins kleinste Detail – geprägt bist. Einfach weil eingeprägte Gedankenschleifen dich in alten, oft destruktiven Überzeugungen festhalten. Und dann braucht es gar keinen äußeren Einfluss mehr, um Depressionen auszulösen – da reichen schon die fatalen inneren Dialoge, mit denen du dir das Leben oft unnötig schwer machst.

Das Meiste von dem, was wir denken, wie wir etwas einschätzen, interpretieren und werten, ist meist schon seit unserer frühesten Jugend vorprogrammiert; weil wir es, ohne es zu hinterfragen, von anderen übernommen haben.

Aber die gute Nachricht ist, dass das nicht so bleiben muss; denn unser Gehirn ist ein enorm plastisches Organ und wir haben jederzeit die Möglichkeit, es umzuprogrammieren. Und damit zugleich die Fähigkeit, umzudenken, unsere Einstellung zu ändern und unsere selektive Wahrnehmung umzupolen.

Wenn du dich in einer Depression befindest,

- dann schüttest du massiv Stresshormone aus,
- bist perfekt auf Kampf oder Flucht vorbereitet,
- deine höheren mentalen Zentren sind durch Mangeldurchblutung ausgeschaltet,
- deine Herzaktion ist inkohärent,

- die Verbindung zwischen deinem Herzen und deinem Hirn ist gestört,
- dein vegetatives Nervensystem spielt verrückt (im Fachjargon heißt das dann „vegetative Dystonie"),
- deine Immunabwehr ist unterdrückt,
- deine Verdauung ist „gestoppt",
- deine Sexualität ist auf Eis gelegt
- und dein Energiehaushalt ist höchst ineffizient...

Und vor allem: es geht dir schlecht, du fühlst dich miserabel, wirst hundemüde und leidest dann noch unter Schlafstörungen, die deine Depression immer noch weiter verschlimmern.

Das erste Aufwallen deiner Depression kannst du oft nicht vermeiden, aber öfter, als du denkst, kannst du es vermeiden, drin zu verharren und stattdessen aus dir selbst heraussteigen – dann hast du meist gewonnen. Und das mag dir nicht immer gelingen, das gestehe ich dir zu – und natürlich auch mir selbst –, aber wenn es dir gelingt, ist das ein wohltuender Triumpf.

Wenn du lernst, aus dir selbst herauszusteigen, wenn du merkst, dass du gerade „abstürzt", dann kannst du dir mit jenen Strategien helfen, die sich für dich als wirksam erwiesen haben.

Trachte also danach, aus der betroffenen in die Position des Beobachters zu wechseln und orte aus der neuen Perspektive den destruktiven Gedanken, der deine Depression ausgelöst hat! Und dann deute ihn entweder um oder aber lenke den Fokus deiner Aufmerksamkeit auf etwas Wohltuendes!

Wenn du das immer wieder bewusst machst, dann gewinnst du nach und nach die volle Kontrolle über dein Leben. Dann kann es dir sogar gelingen, den potentiellen

Auslöser einer Depression zum Anlass zu nehmen, dich an deine Gedankenfreiheit zu erinnern und das Steuer für dein Leben in die Hand zu nehmen. Somit kann eine gemeisterte Depression sogar Dankbarkeit, Nachsicht, Freude oder sogar Wertschätzung erzeugen – aber zumindest ein breites Lächeln.

Das gelingt dir allerdings nur unter der Kontrolle deines Entscheidungs-Zentrums im Stirnhirn; wenn dieses also ausreichend durchblutet ist, um aktiv zu sein – etwa indem du es mir der „energetischen Hirnaktivierung" eingeschaltet hast, die ich dir im nächsten Kapitel näher erkläre.

Dann kannst du in dem Augenblick, in dem du bemerkst, dass dich deine Depression einholt, in die bewusste Selbst-Wahrnehmung gehen und dir all dessen klar werden, was sie mit dir macht – wo auch immer und wie auch immer sie sich in deinem Körper zeigt.

- Achte darauf, wo deine Depression vor allem wütet und wie sich das anfühlt!
- Achte darauf, ob du irgendeine Farbe siehst!
- Ob du etwas riechst oder auch schmeckst!
- Und achte darauf, wie dich deine Depression mental einengt!
- Geh einfach all die Hinweise durch, die ich dir im Kapitel zur Selbst-Wahrnehmung gegeben habe.

Wenn du deine Depression einmal so ausführlich ausgelotet und kennengelernt hast, dann gibt dir das für die nächsten Male eine wertvolle Referenzerfahrung, die dir hilft, sie rascher auf frischer Tat zu ertappen.

Und dann sieh dir deine erste Reaktion liebevoll nach:

„Ja, ich bin jetzt depressiv... ich leide sehr unter meiner Depression! Aber das muss nicht so bleiben."

Und erinnere dich, dass du immer zwei Möglichkeiten hast. Du kannst in deiner Abwärts-Spirale noch tiefer sinken – indem du dich weiter in deine depressive Verstimmung hineinsteigerst –, oder dich für eine Aufwärts-Spirale entscheiden.

Und sieh den Begriff „hineinsteigern“ bitte nicht als Angriff oder Bewertung, denn ich kenne dieses Phänomen allzu gut aus eigener Erfahrung.

Für den Anfang mag es sogar reichen, auf der Stufe zu bleiben, auf der du dich gerade befindest – also nicht weiter abzusacken –, ehe es wieder bergauf geht.

Denn natürlich gibt es Situationen, Ereignisse oder Tatsachen, in denen dir das Hoch-Schwingen leichter fallen wird als in anderen – aber möglich wird es dir bis zu einem gewissen Grad doch meistens sein.

Nehmen wir an, du bekommst mitten in deiner Depression eine wundervolle Nachricht.

Du erfährst:

- dass du bei der Bewerbung um einen neuen Job das Rennen gemacht hast;
- dass das, was deine Depression ausgelöst hat, ein Missverständnis war;
- dass du ein Bild verkauft hast;
- dass dein Wunsch, schwanger zu werden, erfüllt ist;
- dass du eine Reise gewonnen hast, über die du dich sehr freuen kannst;
- dass dein neues Auto, auf das du seit Wochen wartest, endlich geliefert wurde;
- dass der Verlag, dem du dein Buch angeboten hast, „ja“ gesagt hat und dein Wort-Kind verlegen wird;
- dass du einen Wettbewerb gewonnen hast;

- dass der bedenkliche Befund ein Irrtum war und du kerngesund bist;
- dass es einen Investor für deine Erfindung gibt;
- dass deine Tochter die Reifeprüfung geschafft hat;
- dass dein Sohn zum Filialleiter aufgestiegen ist;
- dass …………

Weitere Beispiele überlasse ich deiner Phantasie:

Was könnte alles passieren, was dich aus deiner Depression heraus katapultieren würde?

All diese Beispiele zeigen, dass du auch deiner auch noch so berechtigten depressiven Verstimmung nicht völlig ausgeliefert bist; sondern zumindest meistens Einfluss nehmen kannst.

Dazu frage dich immer wieder:

„Welcher Gedanke fühlt sich besser an?“

Vor allem dann, wenn dir dein Leben gerade Zitronen bietet – du kennst sicher die Empfehlung, die dazu gern gegeben wird:

„Mach Limonade draus!“

Und trinke tatsächlich frisches Wasser mit Zitronensaft, das wird dir guttun.

Depression und Körper-Chemie

Wenn ich ein wichtiges Thema bearbeite, dann finde ich es immer wertvoll, es aus verschiedenen Perspektiven zu betrachten – und ein wesentlicher Faktor bei der Depression ist unsere hormonelle Ausstattung.

Unsere Körperflüssigkeiten (Blut und Zwischenzellflüssigkeit) bestehen einerseits aus einem ziemlich stabil gehaltenen Cocktail aus Wasser, Eiweiß, Mineralien und Spurenelementen. Daneben gibt es eine variable Mischung aus Hormonen, die in den verschiedenen Drüsen unseres Körpers produziert und dann über die Blutbahn im ganzen Organismus verteilt werden, um an den jeweiligen Zielorganen ihre Wirkung zu entfalten.

Im Zusammenhang mit der Depression interessieren uns vor allem zwei unterschiedliche Zustände:

Der Stress-Zustand der Abwehr – ich spreche auch vom „Im-Nein-Sein". Da dominieren unter anderen die Stresshormone Adrenalin und Cortisol (das körpereigene Pendant des therapeutisch eingesetzten Cortison). In diesem Zustand ist unser gesamter Organismus auf Kampf oder Flucht vorbereitet; was im Leben des 21. Jahrhunderts und in unserem Kulturkreis kaum je sinnvoll ist.

Unsere Herausforderungen bedeuten kaum je körperliche Gefahr, sondern sind zum weit überwiegenden Teil geistig-seelischer Natur und brauchen zu ihrer Meisterung vor allem unsere höheren mentalen Leistungen – und das gilt vor allem beim Umgang mit Depressionen.

In der anderen Körper-Chemie dominieren die diversen Glückshormone und wir befinden uns in der Annahme – ich spreche vom „Im-Ja-Sein". Dann ruhen wir glücklich und zufrieden in unserer Mitte, sind nicht nur entspannt, sondern haben Zugang zu unserem körperlichen, geistigen und seelischen Potenzial.

Und haben viel eher die Fähigkeit, nicht nur die Ursachen für unsere Depressionen zu erforschen, sondern diese auch in der aktuellen Situation zu meistern – manchmal rascher, manchmal erst nach einer Weile. Aber jedenfalls eher als unter der Wirkung unserer Stress-Chemie, die Depressionen ja noch weiter verstärkt und uns in einem Teufelskreis gefangen hält.

Und Stress wirkt nicht nur für uns selbst fatal, sondern beeinträchtigt auch andere in unserem Umfeld. Es ist dir sicher schon aufgefallen, dass sich die Gegenwart einer gestressten Person nicht gut anfühlt – und das gilt insbesondere für einen depressiven Menschen. Darauf gehe ich im Zusammenhang mit der Empathie näher ein.

Unter dem Einfluss unserer Endorphine tragen wir die sprichwörtliche rosarote Brille, nehmen die Welt und andere positiver wahr und reagieren dementsprechend liebenswürdiger; dann richtet sich unsere selektive Wahrnehmung automatisch auf das Positive, Erfreuliche, Beglückende – und dies ist besonders hilfreich im Umgang mit Depressionen.

Dass du die Ausstrahlung einer anderen Person wahrnehmen kannst, ist dir sicher schon einmal aufgefallen – aber ich lege dir zur Bestätigung noch eine interessante Erfahrung ans Herz. Dieses spannende Spiel biete ich gern bei meinen Seminaren:

Ich bitte meine Teilnehmer und Teilnehmerinnen, sich paarweise zusammenzufinden und sich jeweils Rücken an Rücken (in einem Abstand von etwa 15 Zentimetern) zusammenzusetzen. Einer spielt jeweils den Sender und einer den Empfänger. Der Sender versetzt sich abwechselnd in eine stressige und eine glückliche Situation hinein; und der Empfänger nimmt die Ausstrahlung wahr.

Dann gibt es Rollentausch und am Ende ausführlichen Erfahrungsaustausch.

Dabei wird meist ganz verblüfft festgestellt, dass praktisch alle ohne direkte Berührung und natürlich ohne begleitende Geräusche eine Änderung in der Ausstrahlung des Partners oder der Partnerin wahrnehmen.

Zelebriere auch du dieses Spiel und wundere dich, was du alles allein über die Ausstrahlung eines anderen wahrnehmen kannst; sicher mehr, als dir bewusst ist – bei dem es übrigens weniger darum geht, das, was der oder die andere gefühlt hat, zu deuten; denn diese Gefühle sind ja subjektiv.

Beispielsweise hat ein Empfänger mal das glückliche Erklimmen eines Gipfels der Senderin als extrem unangenehm empfunden. Das erschien uns nur so lang merkwürdig, bis sich herausgestellt hat, dass er unter Höhenangst litt. So berichtete er von starken Wahrnehmungen, konnte diese aber nicht richtig deuten.

Also gönne dir diese Erfahrung wirklich auch selbst – am besten mit verschiedenen Menschen und sowohl in der Funktion des Senders als auch in der der Empfängerin! Und freue dich über all deine teils erstaunlichen Wahrnehmungen! Umso besser ist es, wenn dir sogar eine passende Deutung gelingt – dies bedeutet, dass du mit deinem Gegenüber in guter Resonanz schwingst.

Macht dich die Tatsache, dass wir die Schwingung anderer übernehmen, nicht nachdenklich?

Denn tatsächlich wirkt sie immer – bewusst oder unbewusst – und wo auch immer und mit wem auch immer du zusammen bist; umso mehr natürlich, je sensibler und sensitiver du bist, weil du dann noch viel mehr von diesem Mit-Schwingen betroffen bist.

Nun stellt sich natürlich die Frage, ob und wie du deine Körperchemie steuern kannst. Und die gute Nachricht lautet: Du kannst selbst entscheiden, in welcher Körperchemie du dich befindest – sofern es dir gelingt, dich aus der Kontrolle deines Überlebenszentrums zu befreien; weil du unter dieser nicht frei entscheiden kannst.

Und das ist bloß eine Frage der selektiven Wahrnehmung, die deine Befindlichkeit bestimmt.

Vom Ursprung her sind wir primär Kampf- oder Fluchttiere. Klar, wenn der Steinzeitmensch überleben wollte, musste er rechtzeitig Gefahren erkennen, um sich rasch in Sicherheit zu bringen oder die Gefahr abzuwenden. Er konnte sich dem, was ihn erfreut und beglückt hat, erst dann widmen, wenn er sicher war, dass sein Überleben gesichert war – was wohl nicht so oft der Fall war.

Daher ist gut nachvollziehbar, dass seine Motivation, nach Gefahr Ausschau zu halten, viel stärker war als jene, sich dem Schönen, Erfreulichen und Beglückenden zu widmen; und dass er seine Aufmerksamkeit vor allem auf die Suche nach dem zu Vermeidenden gerichtet hat.

Aber die Zeiten haben sich geändert. Und es ist nicht sinnvoll, dass unser Überlebenszentrum (der Hirnteil, der unsere Vorfahren recht gut beschützt hat) genau das auch heute noch tut. Heute sollten wir uns aus seiner Kontrolle befreien und möglichst durchgehend als Homo Sapiens Sapiens agieren – ganz besonders dann, wenn wir zu Depressionen neigen.

Daher möchte ich dir wirklich ans Herz legen, dich aus deinem Stress zu befreien, weil dir damit ein wichtiger Schritt in Richtung Meisterung deiner Depression gelingt – was du dazu alles brauchst, würde hier zu weit führen und den Rahmen dieses Buches sprengen. Daher darf ich dir meine diversen Bücher zu diesem Thema ans Herz legen: den Link zu meiner Bücherseite findest du am Ende des Buches.

Aber einige Empfehlungen, wie du dich aus deinem Höhlenmenschen-Modus befreist, möchte ich dir auch hier schon geben; damit du sie gleich anwenden kannst.

Denn Tatsache ist: Stress macht depressiv und Depressionen erzeugen Stress.

Um deine Depression fürs Erste zu mildern, könntest du dir die „energetische Hirnaktivierung“ gönnen und dabei ein Bild visualisieren, das für dich wohltuende Entspannung symbolisiert. Das mag dir bei einer tiefen Depression, in die du „gestürzt“ bist (und oft fühlt sich das tatsächlich so an), nicht gleich gelingen. Aber wenn es dir – zumindest in einer nicht ganz so schweren Depression gelingt, dich damit aus dem Sumpf zu holen, wird dich das dankbar machen – denn jede Depression, die du dir ersparst, ist doch ein Gewinn. Nicht wahr?

„Energetische Hirnaktivierung“

Die „energetische Hirnaktivierung“ erlaubt dir hoch wirksam, innerhalb kürzester Zeit die fatale Blutumverteilung in deinem Gehirn, die durch Stress entstanden ist (das Blut wird weg von deinen höheren mentalen Zentren und hin zu deinem Höhlenmenschen-Hirn geleitet), rückgängig zu machen. Damit befreit sie dich aus der Einschränkung auf weniger als ein Viertel deines geistigen Potentials.

Du hast auf beiden Seiten deiner Stirn (in der Linie deiner Pupillen) neurovaskuläre Punkte, die du mit der Energie deiner Hände aktivieren kannst. Legst du eine deiner Handflächen darauf, kommt es über einen Nervenimpuls (~ neuro) zu einer Erweiterung der Gefäße (~ vaskulär) im darunterliegenden Stirnhirn. Wenn dieses über die vermehrte Durchblutung „eingeschaltet“ und damit aktiviert ist, übernimmt es die Kontrolle von deinem Überlebenszentrum; das unter dem Einfluss deiner Stresshormone ja die Herrschaft hat.

Richte dich auf und senke deine Schultern, atme ruhig und regelmäßig und lächle, auch wenn dir gerade nicht danach zumute ist; denn im Lächeln schüttest du Endorphine aus!

Dann lege eine Handfläche auf deine Stirn (etwas, was du ohnehin oft ganz unwillkürlich tust, wenn du angestrengt nachdenkst) und eine auf deinen Hinterkopf!

Dabei stell dir vor, dass dir im Stirnhirn ein Licht aufgeht – dass es also hell wird!

Wenn dank dieser Handhaltung und deiner Vorstellung von Licht dein Stirnhirn das Kommando übernimmt, führt dies zugleich auch zu einer besseren Integration deiner beiden Gehirnhälften. Damit hast du die Funktionen beider Hemisphären zugänglich, die einander ja in ihrer Funktion ergänzen.

Jene Hand, die auf deinem Hinterhaupt liegt, regt übrigens deine optischen Zentren an. So fällt es dir leichter, innere Bilder zu erzeugen; also deine Vorstellungskraft zu nützen, um Licht in deinem Stirnhirn zu visualisieren. Aber auch, um dir vorzustellen, dass die Blutgefäße, die dein Gehirn versorgen, sich erweitern, sodass viel frisches, mit Sauerstoff gesättigtes Blut in deine Hirnrinde gelangt.

Je öfter es dir gelingt, dich in einer depressiven Verstimmung möglichst rasch an diese Technik zu erinnern und sie auch tatsächlich einzusetzen, umso leichter wird sie dir gelingen und umso wirksamer wird sie sein; weil du damit neue Hirnbahnen in deinem Gehirn etablierst – auch darauf kommen wir zurück.

Die „energetische Hirnaktivierung" ist übrigens immer wertvoll, auch wenn du im Alltag unter Stress gerätst – also präge sie dir fest ein, damit sie zum Automatismus wird. Ähnlich wie der automatische Gang zum Medikamenten-Schrank, wenn du dich geschnitten hast und ein Pflaster brauchst.

„Schmelzen"

Auch diese Vorstellung kann dir helfen, deine Depression zumindest etwas zu erleichtern, vielleicht sogar zu lösen. Probiere sie aus und nimm wahr, wie sie sich für dich anfühlt. Ich mag sie sehr, weil sie für mich auch Hingabe bedeutet – Hingabe an meine Seele, die meist viel besser weiß, was ich bei einer Depression brauche.

Vergegenwärtige dir das Gefühl des Schmelzens, wenn das deine Methode ist, und fühle, wie sich dein fester Körper nach und nach verflüssigt und entweder in der weichen Erde eines duftenden Waldbodens versickert; oder auch in den Sand deiner Lieblingsbucht am Meer; in einer saftigen Frühlingswiese oder wo auch immer es sich für dich gut anfühlt!

Spür, wie alles weich und schwer wird und gib dich ganz der Schwerkraft hin – aber auch der Fähigkeit einer Flüssigkeit, sich ganz und gar hinzugeben und zu versickern… und genieße diese wohltuende Gelöstheit!

Aber vielleicht reicht es dir auch, dich ganz und gar deiner Matratze hinzugeben und mit ihr zu verschmelzen…

Was mich dabei immer besonders fasziniert, ist der Moment, wenn sich auch meine Gesichtszüge aufzulösen scheinen und all die Spannungen – vor allem jene in meiner Kiefermuskulatur und um meine Lippen – mit dem Dahinschmelzen vergehen.

Spiele immer wieder mit dieser Vorstellung – auch unabhängig von deiner Depression in Alltagssituationen, in denen du dir eine kleine Pause gönnen kannst –, um sie fest in deinen Hirnbahnen einzuprägen; damit sie dir auch bei einer Depression zugänglich ist. Aber auch abends vor dem Einschlafen wird sie dir wohltun!

Lippenbreite

Du kennst vermutlich den Begriff „schmallippig“ – und tatsächlich neigen wir unter Stress dazu, die Muskulatur um unsere Lippen anzuspannen, sodass diese ganz schmal und hart werden. So ist die Breite unserer Lippen ein gutes Zeichen für Ent- oder Anspannung, also Stress wie etwa während einer Depression.

Und diese Tatsache kannst du nützen, indem du dich selbst beobachtest – in der direkten Wahrnehmung oder über einen Spiegel – und die Breite deiner Lippen überprüfst.

Wenn deine Lippen schmal und hart sind, ist dies ein deutliches Zeichen für Anspannung; daher wird es dir wohltun, deine Lippen bewusst weich und breit werden zu lassen – probiere es einfach aus!

Glücks-Chemie

Im Gegensatz zu den Stresshormonen, helfen uns Glückshormone – die Endorphine – in der Meisterung unserer Depressionen, wenn es uns gelingt, sie zu mobilisieren. Das mag während einer depressiven Phase nicht einfach sein, aber es ist möglich; und ich werde dir hier einige Wege zeigen, wie dir das gelingt.

Endorphine sind Neurohormone, chemisch gesehen Polypeptide (also langkettige Eiweißmoleküle), die bei der Nervenübertragung eine wichtige Rolle spielen. Von ihrer Wirkung her sind sie endogene (also vom Körper selbst produzierte) Opiate (opiumähnliche Substanzen), die bestimmte Nervenimpulse – wie beispielsweise eine Schmerzmeldung – vor ihrer Weiterleitung abschwächen oder sogar ganz unterdrücken können. Daher nehmen wir unter ihrer Wirkung Schmerzen weniger oder gar nicht wahr.

Diese Neurohormone kommen in erster Linie im Gehirn vor – vor allem im Limbischen System, wo Gefühle und Stimmungen ausgelöst werden und sich der Sitz des sogenannten emotionalen Gedächtnisses befindet. Daneben sind sie auch in jenen Gehirnteilen aktiv, wo die Wahrnehmung und Verarbeitung von Schmerz stattfindet. Aber wir finden sie auch im Rückenmark, wo eine erste Verarbeitung eingehender Schmerzimpulse stattfindet; im Blut und in einigen Organen wie in der Lunge, der Harnblase und vor allem auch im Darm.

Endorphine wurden 1976 quasi über einen Umweg entdeckt. Als erster isolierte der Franzose Roger Guillemin dieses körpereigene Glückshormon aus Schafshirnen; erst danach fand man sie auch im menschlichen Organismus; und damit wurde klar, dass der Körper seine eigenen Drogen produziert.

Mohn ist schon seit mehr als 6000 Jahren als bedeutende Heilpflanze bekannt: der Saft dieser Pflanze war weltweit wegen seiner schmerzbetäubenden Wirkung berühmt. Aber die Wirksubstanz Opium ist nicht nur schmerzlindernd, sondern erzeugt auch Rauschzustände. Und die glückliche Gelassenheit, die es auslöst, machten sich schon frühe Heerführer zunutze; aber auch in den beiden Weltkriegen bekamen Soldaten Morphium (den wichtigsten Einzelbestandteil des Opiums), um ihre Ängste, Schmerzen und ihren Kummer zu vergessen und auf diese Weise kampffähig zu bleiben.

Interessanterweise hat die Wissenschaft erst im letzten Jahrhundert herausgefunden, warum diese Droge im menschlichen Organismus so schnell und so spezifisch wirkt: Opium bindet sich im menschlichen Nervensystem an spezifische Rezeptoren, auf die es haargenau passt – wie der Schlüssel ins Schloss.

Allerdings haben diese Bindungsstellen ursprünglich eine ganz andere Bestimmung, denn der Körper produziert selbst jene Stoffe, die hier anbinden sollen. Und diese sind chemisch ganz ähnlich aufgebaut wie exogenes Opium und haben auch eine ähnliche Wirkung: die Endorphine, deren Funktion es ist, Schmerzen zu unterdrücken, indem sie die Weiterleitung von Schmerzmeldungen im Nervensystem abschwächen oder ganz unterbinden.

Der Sinn dahinter ist, dass schlimme Verletzungen den Körper nicht lahmlegen und handlungsunfähig machen. Und das war zur Zeit unserer Vorfahren sinnvoll und wesentlich; denn für den Höhlenmenschen hätte eine Beeinträchtigung durch Schmerzen im Kampf oder auf der Flucht tödlich sein können.

Aber auch wir erleben gerade böse Verletzungen im ersten Schock erst einmal nicht als schmerzhaft. Und vielleicht hast du dieses Phänomen schon einmal erlebt: oft spüren wir im ersten Moment gar nichts, wenn wir uns sehr weh getan haben; und erst wenn der Schock nachlässt, entwickeln sich die argen und oft massiv beeinträchtigenden Schmerzen.

Seit der Entdeckung der Endorphine kennen wir den Grund dafür: in einer massiven Stress-Situation befindet sich der Körper in einer Art Rausch – ausgelöst eben durch diese körpereigenen Drogen. Daher empfindet er keine Schmerzen.

Also sind Endorphine wohl eine „Erfindung“ der Natur, um uns auch unter großen Strapazen reaktions- und überlebensfähig zu halten – wie etwa bei der Geburt eines Kindes. Denn der Geburtsschmerz wäre ohne diese „natürliche Betäubung“ für kaum eine Mutter auszuhalten. So schnellt der Endorphin-Spiegel im Blut während der Austreibungsphase des Neugeborenen in die Höhe und unterdrückt die Schmerzen auf ein erträgliches Maß.

Geschieht der Entzug dieser körpereigenen Drogen nach der Geburt zu radikal, entstehen oft heftige Angst-Zustände, Halluzinationen bis zu Paranoia – bekannt als die Wochenbett-Depression oder in schwereren Fällen als Wochenbett-Psychose.

Diese psychischen Störungen sind nichts anderes als quälende Entzugserscheinungen; weil die Endorphine eben nicht nur Schmerzen unterdrücken, sondern auch die Stimmung aufhellen, ja sogar ein rauschartiges Gefühl vermitteln – das dann kurz nach der Geburt plötzlich wegfällt.

Genau diese Stimmungsaufhellung scheint es auch zu sein, die Extremsportler suchen, weil auch die nicht wahrgenommene oder eingestandene Angst Stress erzeugt (wie beim Bungee-Jumping, Steilwand-Klettern, Fallschirm-Springen oder sonstigen Extrem-Sportarten) und neben den Stresshormonen auch vermehrt Endorphine ausgeschüttet werden. Diese versetzen den Körper in eine Art Rausch, den diese Menschen offensichtlich „brauchen", nach dem sie also süchtig sind.

Befragungen solcher Sportler zeigen übrigens, dass diese vermehrt unter Depressionen leiden. Da der „Kick" ihnen meist nur für einige Tage, Wochen oder seltener Monate ein positives Lebensgefühl vermittelt, „brauchen" sie bald wieder den nächsten.

Ähnlich wirken auch ekstatische Tänze zu Trommelrhythmen sowie die Tänze der Derwische, die in ihren monotonen, schnellen Drehungen reichlich Endorphine ausschütten und in Kommunikation mit Gott treten – dies durfte ich bei einem Sufi-Seminar selbst als höchst faszinierendes Phänomen erleben.

Allerdings kannst du auch durch Meditation, Yoga, Autogenes Training oder aktives Imaginieren bewusst Endorphine freisetzen; und abgesehen davon durch jede über eine Weile aufrechterhaltene positive Emotion: in diesem Buch bekommst du reichlich diesbezüglicher Tipps.

Interessanterweise kann dich auch bewusstes Fasten nach einigen Tagen in einen solchen Rauschzustand versetzen; was wohl auf den Hungerstress zurückzuführen sein dürfte, der beim Hungern generell wirksam wird. Denn ob du nun bewusst und freiwillig hungerst oder aus Mangel oder anderen Gründen, das ist gleichgültig.

Daher laufen Menschen, die durch massive Diäten in Kontakt mit der „Droge Hunger“ kommen, nicht selten Gefahr, davon abhängig zu werden; vor allem in labilen Phasen wie der Pubertät. Und heute wissen wir, dass Endorphine auch bei der Magersucht (also der „Mager-Sucht“) eine wichtige Rolle spielen; weil die Endorphin-Ausschüttung im Hungern diesen Menschen eine Erleichterung ihrer Depressionen und Ängste bringt. Daher „müssen“ Anorexie-Patienten immer wieder hungern, selbst wenn der Körper schon völlig ausgemergelt ist.

Endorphine sind auch dafür verantwortlich, dass viele Menschen glücklicher sind, wenn die Sonne scheint; weil das Sonnenlicht – indirekt über die Zirbeldrüse – den Endorphin-Spiegel erhöht. Was bei vielen auch im künstlichen Sonnenlicht im Solarium oder in der „Licht-Therapie“ gegen die Herbst- und Winter-Depression funktioniert.

Neuere Studien zeigen allerdings auch, dass extreme Kälte von bis zu -100° Celsius und darunter – die neuerdings in Kältekammern gegen Depressionen, in der Rheumatherapie und zur Erleichterung der Neurodermitis eingesetzt wird – nicht nur Schmerzen lindert, sondern über eine Endorphin-Ausschüttung auch die Stimmung hebt. Vielleicht hast du solche Patienten schon einmal im Film gesehen, wie sie glücklich in der klirrenden Kälte herumtanzen.

Und natürlich spielen körpereigene Glückshormone auch beim wohligen Gefühl eines Orgasmus eine wichtige Rolle.

Leider nützt die Medizin diese Erkenntnisse noch viel zu wenig, was wohl vor allem daran liegt, dass mit körpereigenen Drogen kein Geld zu verdienen ist. Nur in einigen alternativ-medizinischen Kliniken gibt es die ersten Ansätze, die Heilkraft dieser körpereigenen Drogen bewusst und gezielt einzusetzen.

Auf die Endorphine deines Lachens und Lächelns gehe ich in einem eigenen Kapitel näher ein – auch diese Verbindung ist mittlerweile wissenschaftlich nachgewiesen.

Und auch Massagen – sowohl professionelle Anwendungen als auch das einfache Streicheln der Körperoberfläche – können eine Flut von Glückshormonen freisetzen und damit auch helfen, Schmerzmittel zu reduzieren. Daher sind sie wohl so beliebt – ganz abgesehen davon, dass Streicheln intelligenter macht, wie Studien an Ratten ergeben haben, was aber sicher auch für uns gilt.

Jeder Mensch bildet Glückshormone, allerdings können manche ihre Endorphin-Ausschüttung besser provozieren als andere – durch die oben erwähnten Faktoren und weil sie mehr Übung darin haben. Und leben daher weit gesünder. So möchte ich auch dir empfehlen, diese Fähigkeit in Besitz zu nehmen. Denn diese Drogen sind gesund, preisgünstig, jederzeit verfügbar und machen – zumindest bei normalem Gebrauch – nicht süchtig; aber sie helfen maßgeblich, dich aus deiner Depression zu befreien.

Und sie sind dir nicht nur als Nebenprodukte einer Stressreaktion verfügbar; sondern auch direkt und unmittelbar, ohne den unangenehmen, schädlichen, ja gefährlichen Umweg über Stress – so erhöhen beispielsweise auch Erfolgserlebnisse durch die damit verbundene

Freude deinen Endorphin-Spiegel; allerdings nicht nur faktische, sondern auch „bloß“ vorgestellte.

Dein Gehirn kann das nicht unterscheiden, worauf wir gleich noch näher eingehen werden.

Wusstest du übrigens, dass deine Stresshormone an denselben Rezeptoren auf der Zelloberfläche ansetzen wie deine Glückshormone?

Und dass es für deine Glückshormone nicht so leicht ist, an diesen Rezeptoren anzudocken, um ihre Wirkung zu entfalten, wenn diese bereits mit Stresshormonen „besetzt“ sind?

Tatsächlich gibt es hier eine Art Wettbewerb – und das hast du schon mehrfach erlebt: wenn du morgens aus einem unguten Traum erwachst, stehst du unter der Kontrolle deiner Stresshormone. Und dann wird es dir nicht so leicht fallen, dich an irgendetwas Beglückendes zu denken, wie an Tagen, an denen du aus einem süßen Traum erwachst.

Daher möchte ich dir empfehlen, den Tag möglichst immer in deiner Glücks-Chemie zu beginnen: also trachte danach, an irgendetwas zu denken, das dich höher schwingen lässt – dazu findest du hier reichlich Tipps und Anregungen.

Depression und Gehirn

Unser Gehirn ist natürlich generell ein wichtiges Organ, aber speziell bei der Depression hat es eine wesentliche Rolle – und zwar sowohl in der Entstehung als auch in der Meisterung.

Wir wissen heute, dass unser Gehirn ein sehr komplexes und extrem plastisches Netzwerk ist. Jede Erfahrung, die wir machen, jede Emotion, die wir erleben, jeder Gedanke, mit dem wir uns befassen, jede Begegnung mit der Energie eines anderen Menschen verändert unser Gehirn. Bei jedem Wort, das wir hören, lesen, sagen oder denken, saust ein elektrischer Impuls durch eine Reihe bestimmter Nervenzellen.

So hinterlässt tatsächlich alles, was wir tun, denken oder fühlen, Spuren in dem „vibrierenden elektrischen Netzwerk", als das Hirnphysiologen unser Gehirn heute gern bezeichnen. Und natürlich hinterlassen auch Depressionen ihre Spuren in unseren Hirnbahnen, was sie immer noch weiter verstärken kann.

Hirnzellen, die gemeinsam „feuern" (also aktiviert werden) haben die Tendenz, sich zu verbinden. So werden neue Gehirnbahnen etabliert oder – bei Wiederholung – bestehende Bahnen verstärkt. Auf diese Weise wird unser Gehirn praktisch ununterbrochen durch innere und äußere Eindrücke umgestaltet und modelliert.

Daher wird dein Gehirn nach der Lektüre dieses Buches auch nicht mehr dasselbe sein wie davor – ebenso wie meines nach dem Schreiben. Und das gilt unabhängig von unserem Alter; wobei die Veränderungen bei dir natürlich umso nachhaltiger sein werden, je konsequenter du meine Anregungen umsetzt.

Allerdings ist unser Gehirn in der Kindheit noch am leichtesten zu modellieren; daher sind unsere frühen Prägungen besonders stark wirksam. Denn die Theta-Wellen, in denen unser Gehirn in dieser Zeit zum großen Teil schwingt, stehen für eine Art hypnotischen Zustand, in dem unser Unterbewusstsein sehr leicht beeinflussbar ist. Das bedeutet auch, dass du umso mehr zur Depression neigen wirst, je früher du solche erlebst; weil sich diese stärker in deine Hirnbahnen einprägen.

Dies bedeutet aber auch, dass wir Theta-Wellen nützen können, um uns aus unserer Depression zu befreien; auch dazu bekommst du hier einen Tipp.

Mit einer gewissen Verdrahtung unserer Gehirnzellen kommen wir bereits zur Welt: so haben auch unsere Erfahrungen im Mutterleib ihre Spuren hinterlassen, was insbesondere Einfluss auf unsere psychische Gestimmtheit hat. Und das kann gerade auch in Bezug auf unsere Depressionen zum Tragen kommen, wenn die werdende Mutter während der Schwangerschaft unter Stress leidet.

Daneben gibt es auch angeborene, also familiäre Prägungen, die aber – das wissen wir seit den Forschungen der Epigenetik – nicht so bindend sind, wie wir früher dachten; denn tatsächlich können wir auch auf unsere Gene Einfluss nehmen.

Aber unser entwicklungsgeschichtlich jüngster und für uns Menschen wichtigster Gehirnteil (das Stirnhirn) wird vorwiegend erst im Laufe unserer Kindheit und Jugend verdrahtet. Damit sind die ersten Jahre auch besonders prägend für unsere Psyche.

Unser Stirnhirn, das volumenmäßig mehr als ein Drittel unseres gesamten Gehirns ausmacht, ist der Hauptsitz des Homo Sapiens Sapiens. Und dieses können wir mit der „energetischen Hirnaktivierung", die ich dir bereits vorgestellt habe, „einschalten"; also durch eine Verbesserung der Durchblutung aktivieren.

- Von hier aus wird unser bewusstes Verhalten in der Außenwelt gesteuert;
- hier sind unser Selbstbewusstsein und unser Selbstbild gespeichert;
- hier sind unsere höheren kognitiven Funktionen verankert;
- hier treffen wir unsere Entscheidungen;
- hier kreieren wir Ziele und Visionen;
- hier schmieden wir unsere Zukunftspläne;
- hier ist auch der Sitz unserer Humanität, unseres moralischen Bewusstseins und Gewissens;
- hier erwacht unser freier Wille;
- hier sitzt die Fähigkeit, unsere Aufmerksamkeit bewusst zu lenken, also die Fähigkeit zur Selektion
- und hier sitzt eine Funktion, die uns als Menschen besonders auszeichnet: unser Humor.

Nur leider ist dieser Teil unseres Gehirns während einer Depression durch Minderdurchblutung ausgeschaltet; was uns in einen Teufelskreis bringt. Denn bei der Meisterung unserer Depression ist die Fähigkeit, uns bewusst auf einen Ausschnitt des enormen Informationsflusses, der ununterbrochen auf uns einstürmt zu fokussieren, unerlässlich.

Unsere bewusste Aufmerksamkeit ist praktisch immer selektiv, sodass die Konzentration auf einen Fokus (etwa einen Sinnesreiz) automatisch die Aktivität in Hirnarealen mit anderen Aufgaben (wie anderen Sinnessystemen) vermindert.

Ist dir schon einmal aufgefallen, dass du unwillkürlich die Augen schließt, wenn du besser hören, eine besondere Speise kosten und intensiver schmecken oder den köstlichen Duft einer Blume oder eines geliebten Menschen möglichst unbeeinträchtigt riechen möchtest?

Und nimmst du jetzt gerade, während du das hier liest, den Geruch und die Geräusche um dich herum wahr, wie dein Rücken an der Lehne anliegt oder wie deine Füße am Boden stehen?

Höchstwahrscheinlich nicht – zumindest bis zu dem Augenblick, in dem ich dich darauf aufmerksam gemacht habe. Einfach weil während des Lesens deine Berührungszentren, deine Hörrinde und dein Riechhirn weitgehend ausgeschaltet, also inaktiviert sind.

Diese Selektion – und damit die weitere Gestaltung unseres Gehirns – ist eine Fähigkeit unseres Stirnhirns; sofern es aktiv ist. Dann fungiert es wie eine Art Wächter über die eingehenden Sinnesreize und entscheidet, was im Moment wichtig ist und verstärkt werden sollte – was uns also bei der Befreiung aus einer Depression dient.

Zugleich unterdrückt es all das, was in der augenblicklichen Situation nicht so bedeutend ist – aber auch all das, was unsere aktuell wirkende Depression noch weiter verschlimmert.

Das ist der Grund, warum sich Menschen mit einer Schädigung dieses Hirnteils nicht gut konzentrieren können. Aber das ist auch die Erklärung dafür, dass es uns während einer Depression (die uns ja unter Stress setzt) so schwer fällt, uns zu konzentrieren: eben weil uns unser Stirnhirn unter der Kontrolle der Stresshormone kaum zur Verfügung steht.

Unser Gehirn vergleicht jeden Eindruck, der von außen auf uns zukommt, mit früheren Erfahrungen, die in unserem Gedächtnis gespeichert sind. Und was mit bereits Erlebtem zur Deckung gebracht werden kann, gibt uns eine Art Aha-Erlebnis; das in der neuerlichen Aktivierung die bestehende Nervenzell-Verbindung verstärkt.

So verstärkt jede Depression, die dich ins Tief zieht, die entsprechenden Hirnbahnen und macht weitere Depressionen immer noch wahrscheinlicher.

Wie das funktioniert, hat der kanadische Psychologe Donald Hebb herausgefunden. Er hat erkannt, dass sich Nervenzellen, die zur gleichen Zeit aktiviert werden, zusammenschließen. Daher sprechen wir vom „Hebb'schen Lernen": „gleichzeitig entladen, miteinander verdrahten".

Wenn zwei Gehirnareale mehrfach gleichzeitig aktiviert werden, verändern sich die zwischen ihnen liegenden Zellen und Zellverbindungen (die Synapsen) chemisch so, dass die Entladung der einen Zelle mit hoher Wahrscheinlichkeit die Entladung der anderen auslöst – sie werden also quasi Partner.

Bei besonders feinfühligen Menschen – und genau das sind Depressive ja – scheinen diese Entladungen in den Synapsen um vieles reger zu sein, sodass sie weit stärker auf die jeweiligen Reize reagieren. Und das ist einer der Gründe, warum hochsensible und hochsensitive Menschen weit mehr unter Depressionen leiden als Menschen mit normaler Sensibilität und Sensitivität – einfach weil sie viel leichter getriggert und von emotionalen Turbulenzen berührt werden.

Trigger sind eine Art von bedingten Reflexen, die alte Traumen aktiveren – also so ähnlich wie das Bohren in alten Wunden, das diese immer wieder aufreißt.

Hirnphysiologen sprechen auch von der „aktiven neuroplastischen Gestaltung" unseres Gehirns; denn je öfter Zellen gemeinsam feuern und sich verdrahten, umso eher schließen sie sich zusammen.

Daraus erklärt sich unsere Lernfunktion: jedes Mal, wenn wir irgendetwas üben beziehungsweise mehrfach erleben – ob körperlich, mental oder emotional –, entlädt sich dieselbe Gruppe von Nervenzellen in gleicher Folge.

Das ist beim Erlernen positiver Inhalte gut und sinnvoll; aber wenn wir immer wieder schmerzhaft getriggert werden, wirft uns dies immer wieder in die Depression.

Daneben gilt nach Hebb das Prinzip „getrennte Entladung, schwindende Verdrahtung“. Dieses erklärt, wie wir vergessen; und wie es uns gelingen kann, uns Verhaltensmuster, die wir als schädlich erkannt haben und loswerden wollen, abzugewöhnen – und wie wir unsere Depression meistern können.

Denn je öfter es uns gelingt, uns daraus zu befreien, umso leichter wird uns dies auch in Zukunft gelingen. Und umso eher sind wir dazu geneigt, die hilfreichen Mechanismen und Strategien wieder einzusetzen, die uns immer besser helfen und uns weiter motivieren, uns ihrer zu bedienen...

So können wir bewusst einen Engelskreis in Gang setzen, der uns mehr und mehr hilft, uns aus unserer Depression zu befreien – aber das braucht Aufmerksamkeit, einen starken Willen und vor allem die Fähigkeit, unseren inneren Schweinehund zu zähmen. Denn dieser spielt bei all dem nicht mit, weil er unter der Kontrolle unseres Höhlenmenschenhirns steht.

Leider bleiben ungute Verbindungen relativ lang bestehen und sind durch neuerliche Anregung allzu leicht wieder aktivierbar – also zu triggern. Das bedeutet, dass es Durchhaltevermögen braucht, um uns nachhaltig aus unserer Depression zu befreien.

Hast du schon einmal versucht, dir das Rauchen abzugewöhnen?

Und bist dann wieder – durch die neuerliche Konfrontation mit deiner Zigarettenmarke wieder ganz in deine Sucht (= die in ihren Hirnverbindungen fixierte Gewohnheit) zurückgefallen; ohne es eigentlich zu wollen?

Allerdings besteht die Wahrscheinlichkeit der Rückbildung umso mehr, je später die neuerliche Anregung kommt – je länger die alten Verbindungen also brach gelegen sind und sich weitgehend zurückgebildet haben.

Und dies zu wissen motiviert dich hoffentlich, deine Depression bewusst anzugehen und all das hier Angebotene nicht nur zu lesen, sondern auch konsequent umzusetzen.

Denn du bist umso eher vor einem Rückfall gefeit, je länger dein Rauch-Stopp zurückliegt (wenn das für dich ein Thema war) – und das gilt gleichermaßen für deine nachhaltige Befreiung aus der depressiven Gestimmtheit.

Abgesehen davon funktioniert diese Reaktivierung ruhender Gedächtnisinhalte generell umso leichter, je stärker emotionsgeladen diese sind. Was auch beim erstmaligen Lernen gilt; denn das so genannte „one trial learning“ funktioniert umso besser, je intensiver wir emotional beteiligt sind.

Bei stark wirksamen Emotionen kann der Lerneffekt bereits beim ersten Mal in unsere Hirnbahnen quasi eingebrannt werden – dies gilt besonders für schwere Traumen wie etwa den Verlust eines Zwillings oder frühen Missbrauch.

Das liegt daran, dass eine emotional hoch geladene Erfahrung das emotionale Zentrum unseres Gehirns – unser limbisches System – so stark aktiviert, dass dieses Erleben auf sehr breiter neuronaler Basis (also in vielen Nervenzell-Verbindungen) verankert wird. So hinterlässt es einen derart nachhaltigen Eindruck in unserem Gehirn, dass die entsprechenden Spuren nur schwer wieder rückgängig zu machen sind.

Der Mandelkern (das Alarmsystem des emotionalen Gehirns) ist bei besonders feinfühligen Menschen aufgrund des zumeist höheren Stresshormon-Spiegels reagibler; daher funktionieren bei ihnen diese Mechanismen umso stärker. Aber es gilt allgemein, dass emotional stark bewegende Ereignisse von allen Erfahrungen, die unser Gehirn prägen, die einschneidendste Wirkung auf unser neuronales Netz haben; und natürlich auch zu nachhaltigen Depressionen führen können.

Pädagogen sprechen in diesem Zusammenhang vom „zustandsabhängigen Lernen“.

Und das gilt sowohl für sehr negative, als auch für stark positive Emotionen. Echtes Lob und ehrlich gemeinte Anerkennung fördern unser Lernen weit mehr als Strafe und Kritik. Aber sie helfen uns auch eher, uns aus unserer Depression zu befreien als Vorwürfe oder Sorgen, die wir uns deswegen machen.

Unsere Neuronen verdrahten sich also ständig neu – entsprechend unserer aktuellen Erfahrungen; aber auch entsprechend unseres Denkens. Ununterbrochen werden neue Verbindungen geknüpft (= Lernen) und andere werden gelockert (= Vergessen).

Und weil wir die Wahl haben, was wir denken, uns vorstellen, woran wir uns erinnern und was wir uns vergegenwärtigen, haben wir (zumindest theoretisch) einen beträchtlichen Einfluss auf die Programmierung unseres Gehirns.

Praktisch ist das wohl nicht immer so einfach – speziell wenn wir mitten in einer Depression gefangen sind. Aber auch dann ist es bis zu einem gewissen Grad möglich, wenn wir uns dessen wert sind und es uns gelingt, unsere Selbstsabotage zu beenden.

In dem Augenblick, in dem du das einmal bewusst erkannt hast, kannst du wählen, wo du deine Aufmerksamkeit hinlenkst. Welche Hirnbahnen du also durch Wiederholung verstärkst; und mit welchen Erfahrungen du dich demzufolge auch in Zukunft konfrontieren möchtest.

Daraus ergibt sich, dass sich Gedanken, die du regelmäßig pflegst, stark auf deine Befindlichkeit auswirken. Und damit zugleich auch auf deine ganze Lebensgestaltung – das ist also hirnphysiologisch leicht erklärbar.

Die „kognitive Therapie“ nützt diese Tatsache zur Behandlung von Depressionen, indem sie Patienten lehrt, ihre Stimmungslage durch gezielte Änderung ihrer Denkmuster zu beeinflussen.

Ich habe mir sagen lassen, dass man zur Umprogrammierung eines Computers die Siliziumchips in dem Gerät mit anderen Raten, in anderen Kombinationen und zu anderen Zeitpunkten elektrische Impulse aussenden lässt. Und ähnlich scheint die „Hardware unseres Gehirns“ (das Netzwerk, das unsere Gehirnzellen verbindet) zu funktionieren.

So können positive neue Erfahrungen (analog zu Computer-Programmen), die wir bewusst wählen – für die wir uns also bewusst entscheiden –, dafür sorgen, dass sich die Nervenzellen in anderer Weise entladen und miteinander vernetzen als bisher.

Faszinierend daran ist allerdings, dass dies nicht nur bei real Durchgeführtem gilt, sondern auch bei bloß vorgestelltem Erleben. Tatsächlich können die Veränderungen, die in unserem Gehirn aufgrund von bloßen Vorstellungen stattfinden, heute dank der PET (der Positronen-Emissions-Tomographie) nachgewiesen und gemessen werden.

Ist dir klar, was für weitreichende Folgen diese neue Erkenntnis hat?

Und zwar im Grunde auf dein ganzes Leben, speziell aber in Bezug auf deine Depression?

Imagination unterscheidet sich auf der Ebene deines Gehirns also nicht von realer Ausführung – dein Hirn kann also nicht unterscheiden, ob du etwas tatsächlich erlebst oder dir nur vorstellst. Und diese Tatsache kann dir speziell auch im Umgang mit deinen Depressionen helfen, diese zu meistern.

Allerdings ist es dabei wichtig, bei der vorgestellten Tätigkeit möglichst intensiv das Gefühl zu haben, diese auch tatsächlich auszuführen; also emotional möglichst stark beteiligt zu sein.

So stellt deine Vorstellungskraft ein enorm wichtiges Potenzial dar, wenn du diese Fähigkeit tatsächlich bewusst nützt; denn sie schenkt dir Zugang zu deiner Schöpferkraft.

Daher ist mentales Training in Form von Visualisierungs-Übungen für Sportler aller Disziplinen heutzutage eine Selbstverständlichkeit: sowohl zur Steigerung ihrer Leistungsfähigkeit, als auch zur Perfektionierung ihrer Präzision; aber auch zur rascheren Regeneration nach Verletzung.

Und so ist es naheliegend, dass dich deine Vorstellungskraft auch maßgeblich in der Überwindung deiner Depression unterstützen wird – daher werde ich dir im entsprechenden Abschnitt einige Tipps geben, wie du sie einsetzen kannst.

Wir sind uns nur eines winzigen Bruchteils dessen bewusst, was in unserem Gehirn abläuft. Und selbst wenn wir uns dieses Bruchteils bewusst werden, hinkt dieses Bewusstsein oftmals weit hinter den Reaktionen des Gehirns her. Und das ist im Prinzip gut so, denn andernfalls wären wir längst ausgestorben. In Notsituationen übernimmt ein uralter Hirnteil das Kommando und rettet uns.

Die Amygdala (der Mandelkern) registriert im Bruchteil einer Sekunde drohende Gefahren und löst rettende Reaktionen aus. Sie ist ein wichtiger Teil unseres emotionalen Gehirns (des limbischen Systems), in dem all unsere emotionalen Erinnerungen gespeichert sind. Was immer wir hören, sehen, tasten oder riechen, wird zuallererst zu ihr weitergeleitet; wo die entsprechende Information verarbeitet und mit alten Erfahrungen abgeglichen wird.

Und da die erste Reaktion auf eine als gefährlich eingeschätzte Situation – und Depression wird von unserem uralten Hirnteil als Gefahr eingeschätzt – so schnell und unwillkürlich ausgelöst wird, sind wir meist völlig davon überrumpelt und können nicht viel dagegen unternehmen. So erzeugt Depression Stress, und dieser Stress verstärkt unsere Depression.

Denn wir können die Gefährlichkeit einer Situation erst dann klarer einschätzen – und bewusst beurteilen, ob die erste Reaktion angemessen war –, wenn die nachhinkenden differenzierteren Botschaften aus der Großhirnrinde unseren Mandelkern erreichen.

Aber dies ist unter Stress kaum möglich, weil unsere höheren Hirnzentren, wie erwähnt, durch Minderdurchblutung ausgeschaltet sind. Und das passiert leider allzu oft, weil jene Teile unseres Gehirns, die für unser Überleben zuständig sind, durch eine Fehleinschätzung der Situation meist auch dann die Kontrolle über unser Verhalten übernehmen, wenn es gar nicht wirklich um unser Überleben geht.

Wenn du diese erste Reaktion selbst nachvollziehen möchtest, dann geh bei deinem nächsten Besuch in einem Reptilienhaus mit deinem Gesicht möglichst nahe an die Scheibe des Terrariums einer gefährlichen Giftschlange: in dem Augenblick, wo die Schlange nach dir stößt, wirst du trotz der dich schützenden dicken Glasscheibe unwillkürlich zurückschrecken. Auch wenn du dir noch so sehr vorgenommen hast, dem zu widerstehen; weil du ja genau weißt, dass dich die Schlange nicht wirklich gefährdet.

Die nicht willentlich zu steuernden, uralten Schaltkreise deines Gehirns sind einfach stärker und setzen sich über jede Einsicht und Vernunft hinweg. Dieser Reflex hat unseren Vorfahren das Überleben inmitten gefährlicher Schlangen gesichert; und jene, die überlebt haben, haben ihr genetisches Material weitergegeben.

In unserem Kulturkreis sind die meisten dieser Reaktionen heute jedoch nicht mehr angemessen; und in ihrem Überschießen auf Dauer sogar schädlich. Denn sie führen dazu, dass wir praktisch andauernd unter Stress stehen – und daher allzu leicht in die Depression kippen können. Denn es gibt immer und überall etwas, was unser Überlebenszentrum als gefährlich einstuft; weil es Angst, Schmerz oder auch bloß Angst vor Schmerz in uns auslöst – und sei es auch in unserer Einbildung.

Genau das sind die Kriterien, nach denen dieser Hirnteil Gefahr vermeiden möchte: die Vermeidung von Angst, Schmerz oder auch bloß Angst vor Schmerz; daher versetzt er uns in den Kampf- oder Fluchtmodus und schaltet fatalerweise unsere höheren mentalen Zentren aus – leider auch während einer Depression.

Aber es gibt auch eine gute Nachricht: es gibt auch Nervenverbindungen vom Stirnlappen zum Mandelkern, die dessen Erregbarkeit dämpfen können. Daher können wir lernen, unsere emotionalen Reaktionen (und damit auch bis zu einem gewissen Grad unsere Depression) dank unserer Hirnrinde bis zu einem gewissen Grad zu kontrollieren – wenn wir diese aktiviert haben.

Da jedoch weit mehr Nervenbahnen vom Mandelkern zur Großhirnrinde führen als umgekehrt, haben die höheren Hirnregionen zwar eine gewisse Kontrolle über die sehr rasch reagierenden emotionalen Areale; aber das limbische System kann die Hirnrinde viel leichter überrumpeln.

An welche Situationen in deinem Leben kannst du dich erinnern, in denen du unvernünftig reagiert hast, weil du so unter Stress gestanden bist, dass du deine höheren mentalen Fähigkeiten nicht zur Verfügung hattest?

In denen du in deine Depression gestürzt bist, obwohl es eigentlich keinen direkten Anlass gegeben hat?

Tatsache ist, dass uns nicht nur Schlangen erschrecken und unter Stress setzen können, sondern sogar ein schlangenähnliches Seil, das in der Wiese liegt – dafür sorgen unsere Phantasie und unsere bereits etablierten Gehirnbahnen.

Angst, ja gar Panik lösen also auch Geräusche, Anblicke, Geschmacks- und Geruchs-Empfindungen aus, die unser Gehirn irgendwann einmal mit Furcht verknüpft hat – und dasselbe gilt für Depressionen, die allzu leicht durch Trigger ausgelöst werden.

Wenn irgendwelche Empfindungen mit Nervenzellen verbunden werden, die Depressionen erzeugen (weil sie sich gleichzeitig entladen haben), ist dies eine Form „Hebb'schen Lernens". So kann allein schon die Wahrnehmung von Dunkelheit in der Nacht oder im Winter, wo es viel weniger Licht gibt als im Sommer, zu einer depressiven Verstimmung führen; speziell wenn parallel dazu auch noch andere Trigger wirksam werden – darauf kommen wir im Abschnitt zu den Ursachen zurück.

Weil du die hier geschilderten Tatsachen auch bewusst zu deinem Vorteil nutzen kannst, schien mir dieser kleine Ausflug in die Hirnphysiologie wichtig – und ich möchte noch einmal zusammenfassen: Was auch immer du tust, denkst oder fühlst – du knüpfst in deinem Gehirn neue Nervenverbindungen oder du verstärkst bestehende.

Wenn du ein altes Verhalten ändern möchtest, gilt es daher, die damit verbundenen alten Nerven-Verbindungen zu „vergessen". Und das tust du am besten, indem du ein neues Verhalten einprogrammierst und immer wieder aktivierst. So wie man bei einem Hindernis auf der Straße eine Umleitung um die blockierte Stelle legt.

Bei Kleinigkeiten braucht es meist rund drei Wochen. Allerdings kann sich diese Zeit verkürzen, wenn du mit intensiver emotionaler Beteiligung spielst. Aber diese Zeit verlängert sich, wenn es um ein sehr tiefsitzendes Trauma handelt, das mehrere Ursachen hat; die aufgeklärt werden wollen, ehe es bereit ist, in die Heilung zu gehen.

Und wie ich bereits erwähnt habe, funktioniert das auch, wenn du das Neue bloß in deiner Vorstellung spielst; weil dein Gehirn dies nicht von real Erlebtem unterscheiden kann.

Programmiere dein Gehirn neu!

Ich hoffe, ich konnte dich im letzten Kapitel überzeugen, dass es wichtig ist, dein Gehirn umzuprogrammieren, um deine Depression zu meistern. Und gerade in diesem Bezug mag die Umprogrammierung nicht einfach sein, weil die damit verbundenen Hirnbahnen meist fest verankert sind; aber sie ist möglich.

Du kannst in jedem Augenblick durch die bewusste Lenkung deiner Aufmerksamkeit den Zustand deines Gehirns verändern und so ständig einen kleinen Schritt in Richtung mehr Glücklichsein und Lebensfreude schaffen.

Dazu ist es jedoch wichtig, dein Gehirn zukünftig nicht mit Gedanken wie diesen zu füttern – möglichst auch dann, wenn du gerade depressiv bist:

- Denke nicht über ein beschämendes Ereignis nach, sondern tröste dein inneres Kind!
- Wärme uralte Zurückweisungen nicht immer wieder auf, sondern schenke dir selbst Wertschätzung!
- Halte nicht an alten Traumen fest, sondern lass sie gehen!

- Spule keine „Worst-case-Szenarien“ ab, sondern richte deinen Fokus auf deine Wunschzukunft!
- Gib dich nicht deinen Ängsten hin, sondern erinnere dich an eine Situation, in der du Mut bewiesen hast!
- Quäle dich nicht mit Gewissensbissen, sondern sieh dir das nach!
- Gib deinem Ärger nicht allzu viel Raum, sondern lache über die Situation!
- Bade nicht zu lang in deinem Selbstmitleid, sondern schenke dir selbst Trost!
- Geißle dich nicht mit Schuldgefühlen, sondern sei gewiss, dass du immer dein Bestes gegeben hast!
- Mach dir keine Sorgen, sondern finde in dein Vertrauen!
- Bleib nicht allzu lang in deiner Trauer, sondern finde etwas, wofür du dich begeistern kannst!
- Denke nicht über einen Misserfolg nach, sondern erinnere dich an einen Erfolg!
- Steigere dich nicht in deine Eifersucht hinein, sondern denke an etwas, wofür du dankbar sein kannst!
- Bedauere nicht, etwas versäumt zu haben, sondern freue dich über Erlebtes!
- Gib dich nicht deinem Groll hin, sondern fokussiere dich auf das Positive im Hier und Jetzt!

All das sind Gedanken, die deine Depression eher fördern und dich darin festhalten.

Was bringt dich noch alles in eine positive Stimmung?

Womit könntest du dein Gehirn noch füttern, um in Zukunft die uralten Depressions-Bahnen zu umgehen?

Lass es mich bewusst noch einmal wiederholen, denn wir lernen einfach durch Wiederholung: je mehr und konsequenter du in positiven Erinnerungen oder beglückenden Visionen schwelgst und je mehr du dich dem Erfreulichen zuwendest, das hier und jetzt dein Leben bereichert, umso fester prägst du genau diese Erfahrungen und die damit verbundenen Stimmungen ehr in dein Gehirn ein.

Und damit färbst du dein zukünftiges Leben; weil du eine neue, positivere Ausstrahlung gewinnst und damit allgemein für neue, positivere Erfahrungen und Begegnungen resonant wirst – denn auch hier wirkt das Gesetz der Resonanz.

All das, was du fühlst, empfindest und wahrnimmst, strahlst du über dein elektromagnetisches Herzfeld nach allen Richtungen hin aus – und all das macht dich magnetisch für Erfahrungen, Begegnungen und Situationen, die zu dieser Schwingung passen; also in Harmonie damit schwingen – eben resonant sind.

Und je positiver, konstruktiver, aufbauender, nährender, freudvoller und liebevoller deine Ausstrahlung ist, umso eher wirst du deine Depression meistern können – und umso glücklicher wirst du sein.

Erlaube dir wirklich, dein Gehirn so umzuprogrammieren, dass du in Zukunft jegliche Herausforderung – auch deine Depression – mit mehr und mehr Leichtigkeit und Freude angehen kannst!

Deine Einstellung ist wichtig

Neben deiner selektiven Wahrnehmung in Richtung all dessen, was deine Stimmung – und damit deine Schwingung – hebt, ist auch deine Einstellung wesentlich. Denn es gibt einfach Dinge, die uns nicht gefallen, die nicht nach unserem Geschmack sind und die Depressionen auslösen können. Und diese können wir uns erleichtern, wenn wir sie aus einer neuen, konstruktiveren Sichtweise betrachten, also eine gesunde Einstellung dazu gewinnen.

Hans Selye, der den Begriff „Stress“ geprägt hat, ging noch davon aus, ein starker äußerer Stressfaktor würde jedes Mal etwa dieselbe Stressreaktion hervorrufen; und diese wäre unabdingbar. Dem ist aber nicht so!

Und das wissen wir seit einer für die Stressforscher ziemlich verwirrenden Studie, die manch alte Theorie umgeworfen hat. Denn sie hat bewiesen, dass die subjektive Wahrnehmung und Interpretation der Situation sowie die daraus resultierende Einstellung zum Stress auslösenden Faktor einen wesentlichen Einfluss auf die Stressreaktion haben.

In dieser Studie ließ man Affen längere Zeit hungern; was zu einer massiven Ausschüttung von Stresshormonen führte. Als man ihre Blutwerte maß, war ihr Cortisol-Spiegel also signifikant angestiegen.

Nachdem man einem Teil dieser hungernden Affen Zuckerwasser gegeben hatte, reagierten diese erwartungsgemäß mit einer Abnahme von Cortisol. Der Blutzucker war wieder auf seinen normalen Wert gestiegen, daher wurde das Stresshormon nicht mehr benötigt.

Frappant (und für die Forscher völlig überraschend) war allerdings, dass es auch bei jenen Affen, die Wasser mit Zuckeraustauschstoffen ohne jeglichem Nährwert bekommen hatten, zu einer Abnahme von Cortisol gekommen war. Offensichtlich wurde der subjektive Eindruck, die Hungersnot sei vorüber – wiewohl er objektiv falsch war – vom Organismus der Affen als Tatsache angenommen.

Das Ergebnis dieser Versuchsreihe – wie übrigens anderer auch – zwang die Stressforscher, umzudenken. Denn es bewies, dass der Umgang mit Stress viel komplizierter ist, als Selye noch angenommen hatte.

In neuen Stresstheorien muss also unbedingt die Körper-Geist-Seelen-Verbindung mitberücksichtigt werden. Unsichtbare und nicht messbare Elemente wie Auslegung, Glaube und Einstellung – sowie unsere emotionale Gestimmtheit – spielen eine äußerst wichtige Rolle im Ablauf unserer Stressreaktionen.

Erkennst du schon den Zusammenhang zwischen diesen Ergebnissen und unserem Thema?

Die völlig subjektive Weise, in der wir Ereignisse filtern, ist dafür ausschlaggebend, wie stark sie uns belasten – und das gilt natürlich auch im Zusammenhang mit unseren Depressionen.

Daraus ergeben sich zwei Konsequenzen: einerseits kann uns die bewusste Veränderung unserer Einstellung zu bisher deprimierenden Tatsachen, Erfahrungen und Ereignissen helfen, nicht in die Depression zu fallen.

Andererseits wird es sinnvoll sein, unsere Einstellung zu unserer Depression zu verändern, sodass wir uns nicht mehr mit Händen und Füßen dagegen wehren, sondern sie als Teil von uns anerkennen – etwas, das zumindest bisher zu uns gehört hat (wie ein nicht besonders erwünschter Wegbegleiter) und von dem wir uns achtsam verabschieden dürfen.

Denn Tatsache ist, je mehr wir uns gegen etwas wehren, umso stärker und nachhaltiger halten wir es fest.

Wie wäre es also, wenn wir unsere Depression als etwas erkennen und anerkennen, das eine Botschaft für uns hat – so wie jede Krankheit, Funktionsstörung oder Unbehaglichkeit?

Dann – und erst dann – wird es uns gelingen, uns davon zu verabschieden.

Ich möchte dir das anhand eines Beispiels zeigen:

Der eine Prüfling kommt sich bei einer Prüfung vor, als würde er zum Schafott geführt werden. Er sieht in jeder

Frage eine grausame Schikane. Denn in seinen Augen hat dieser sadistischer Prüfer nichts weniger im Sinn, als ihn zu quälen. Er wird demnach starkem Stress ausgesetzt sein und diverse Reaktionen zeigen. Sein Blutdruck wird ebenso steigen wie sein Blutzucker; und seine Muskeldurchblutung wird großartig sein. Obwohl er ja weder Kampf noch Flucht vor sich hat. Gleichzeitig wird seine Gehirnleistung auf weniger als ein Viertel seines Potentials reduziert sein, weil er nun unter der Kontrolle seines Überlebenszentrums steht und sein Stirnhirn durch Minderdurchblutung ausgeschaltet ist. Somit sind ihm sein gesamtes Gedächtnispool uns seine kreativen Fähigkeiten nicht zugänglich. Er wird sich blockiert fühlen und ein Blackout nach dem anderen haben. Und wird vermutlich versagen; obwohl er an sich vieles, vielleicht sogar alles vom verlangten Prüfungsstoff gelernt hat und eigentlich wissen müsste. Aber er kann es nicht reaktivieren, weil er keinen Zugang zu jenen Hirnarealen hat, in denen er sein Wissen gespeichert hat.

Der andere Student sieht eine Prüfung als Chance, seinen Wissensstand zu überprüfen. Er wird in aufmerksamer Wachheit zu seinem Termin gehen; und wird all das, was er gelernt hat, auch wirklich anwenden und umsetzen können. Denn in der freudigen Angeregtheit kann er sein gesamtes Gehirnpotential einbringen und somit auch Wissen anwenden, das er genauso vielleicht gar nicht gelernt hat. Einfach weil er im Vollbesitz seiner Kreativität neue Wendungen, Assoziationen und Zusammenhänge erkennt; und in der Prüfung spontan anwenden kann. Und sollte er dennoch die Prüfung nicht schaffen – was sehr unwahrscheinlich ist –, wird er dies nicht als Katastrophe sehen. Sondern als wertvollen Hinweis darauf, dass er doch noch nicht alles begriffen hat und umsetzen kann. Dass es also gut wäre, sich den Stoff noch einmal zu Gemüte zu führen.

Wie wäre es, wenn wir unsere Depression als eine Art Prüfung sehen?

Eine Prüfung, vor die uns unser Leben immer wieder stellt, wenn wir nicht bloß einmal eine depressive Episode erleben, sondern unsere Depression tatsächlich eine Art Lebensbegleiter ist?

Wäre das nicht ein Zugang, der eines hell strahlenden, liebevollen Göttlichen Wesens, das eine materielle Erfahrung macht, eher würdig ist?

(Auf dieses Göttliche Wesen kommen wir im Kapitel: „Wer ist eigentlich depressiv?“ zurück.)

Das ist zumindest mein Zugang zu meiner Depression, die mich seit bald einem dreiviertel Jahrhundert begleitet – und mich schon so vieles gelehrt hat.

Wenn wir Menschen schon die großartige Fähigkeit haben, unsere natürlichen Lebensvorgänge durch das, was wir denken und fühlen, bewusst zu verändern, sollten wir diese Fähigkeit nicht bewusst nützen?

Bei den Affen im Hungerversuch geschah dies unbewusst, weil sie sich vom süßen Geschmack des Zuckeraustauschstoffes täuschen ließen. Wir Menschen haben jedoch bewusst Einfluss auf unser Denken; und das finde ich gerade in Bezug auf unsere Depressionen ungemein wichtig.

Hier sind einige Fragen, die ich wertvoll finde, weil sie dir helfen, eine neue, konstruktivere Einstellung zu deiner Depression zu finden.

„Wie sieht meine Depression aus, wenn ich sie mir aus einer weiteren Perspektive (in einem Jahr – oder auch am nächsten Morgen) ansähe?“

„Wie würde ein Wesen von einem anderen Stern meine Depression deuten?“

„Wie könnte ich diese Reaktion und die Worte meines Gegenübers anders deuten, anders aufnehmen?“

„Wie könnte diese Person das, was mich verletzt und mir scheinbar Unrecht tut, anders gemeint haben?“

„Wenn etwas mir weh tut, mich belastet, mir unangenehm ist, frage ich mich, ob ich ihm nicht auch eine positive Seite abgewinnen kann.“

„Welche Stärken und Fähigkeiten zu entwickeln oder einzusetzen verlangt die aktuelle Depression von mir?“

„Sie fordert mich – aber fördert sie mich nicht auch?“

„Welche meiner Schwächen zeigt sie mir deutlich und gibt mir so einen Anstoß, hinzusehen und mich damit zu befassen?“

„In welchen Bereichen bringt sie mir mehr Klarheit?“

„Was kann ich daraus lernen?“

„Gibt es irgendeinen Gewinn aus meiner aktuellen Depression?“

„Oder generell aus meiner Moll-Gestimmtheit?“

„Was fällt dir dazu noch ein?“

Gehirn und Emotionen

Nun wollen wir uns die Wechselwirkungen zwischen deinem Gehirn und deinen Emotionen näher ansehen; denn das mag dir so manches Aha-Erlebnis bescheren.

Unser Gehirn braucht zumindest ein gewisses Maß an Abwechslung; und diese erleben wir normalerweise als Auf und Ab in unseren Stimmungen.

Ursachen dafür sind einerseits physiologische Faktoren und Vorgänge wie hormonelle Schwankungen, Hunger, Erschöpfung, Angst, sexuelle Erregung oder Stress. Andererseits beeinflussen auch Zufälle des Alltags unsere

Gestimmtheit, wie etwa: Aggressionen oder Kränkungen, die uns entgegen kommen, aber auch Lob und Anerkennung; ein schwerer Verlust oder ein erfreulicher Gewinn können einen Stimmungswechsel ebenso auslösen, wie plötzliche Gefahr oder eine traurige Nachricht einerseits, oder eine Sternstunde, frische Verliebtheit oder ein tolles Erfolgserlebnis auf der anderen Seite.

Interessanterweise kann unsere Stimmung aber auch kippen, wenn wir durch irgendetwas oder irgendjemand getriggert werden. Wenn also plötzlich durch irgendeine Reaktion einer anderen Person oder auch ein bestimmtes Ereignis eine unerfreuliche Erinnerung in unser Bewusstsein drängt – oder auch unbewusst wirkt. Dabei handelt es sich nicht selten um eine Sinnes-Wahrnehmung, die wir gemeinsam mit einem deprimierenden Erleben in unserem Gehirn eingespeichert haben.

Erinnere dich, du hast so etwas sicher schon erlebt! Du hörst ein bestimmtes Wort und „fällst plötzlich in ein tiefes Loch“, obwohl es derzeit keinen ersichtlichen Grund für diese Reaktion gibt. Besonders wirksam sind solche Assoziationen, wenn sie unbewusst ausgelöst werden; denn so lang wir sie nicht klar erkennen, können wir uns kaum dagegen zur Wehr setzen.

Daher finde ich es so wichtig, solche „Abstürze aus heiterem Himmel“ nach ihrem Anlass zu hinterfragen. Denn wenn dir beispielsweise klar wird, dass ein bestimmtes Wort immer wieder diese Abwärtsspirale in deiner Stimmung auslöst, dann kannst du dein Gegenüber bitten, diesen Begriff möglichst nicht mehr zu verwenden. Oder aber du setzt dich einer Art Desensibilisierung aus, um dieses bestimmte Wort in der Art einer Verhaltenstherapie zu entstressen.

Neben bestimmten Worten, die eine alte Wunde aufreißen können, mag das auch mal ein Blick, ein Gesichtsausdruck, eine Gestik oder irgendeine Reaktion einer anderen Person sein, die dich unbewusst an ein schmerzvolles Ereignis erinnern und deine Stimmung „in den Keller rasseln“ lassen.

Aber deine Stimmungs-Schwankungen werden nicht nur von außen induziert; du kannst auch selbst Einfluss auf deine Laune nehmen – auch in diesem Fall bewusst oder unbewusst.

Lenkst du deine Aufmerksamkeit auf Beängstigendes, Bedrückendes, Trauriges oder Ärgerliches, wird deine Stimmung diesem Trend folgend ins Bodenlose sinken.

Fokussierst du dich hingegen auf etwas Aufbauendes, Lustvolles, Beglückendes, Erfreuliches oder Erheiterndes, dann hebt dies deine Stimmung.

Und wenn du besonders sensibel bist und ohnehin alles um vieles intensiver und nachhaltiger erlebst, sind bei dir solche Abstürze oder Höhenflüge vermutlich besonders intensiv; und dann scheint mir die bewusste Lenkung deiner Aufmerksamkeit besonders wesentlich zu sein.

Veränderungen in der Stimmung sind immer auf eine Veränderung der Hirnaktivität zurückzuführen; aber das gilt ebenso auch umgekehrt. Denn du veränderst dein Gehirn im gleichen Maße, wie dein Gehirn dich verändert.

Was auch immer du tust, denkst oder fühlst, was auch immer du erinnerst oder in der Zukunft vorweg nimmst, was auch immer du siehst, hörst, riechst oder schmeckst, was auch immer du dir vergegenwärtigst – all das modelliert dein Gehirn. Und je öfter du es tust, umso nachhaltiger wirkt es sich auf deine Stimmung aus.

Deprimierende, demotivierende Gedanken und Aussagen (auch in Form innerer Dialoge!) oder schlechte Nachrichten geben deinem Lebensgefühl einen Dämpfer.

Aufbauende Sätze (auch bloß gedachte!), liebevolle Gesten, gute Nachrichten und süße Erinnerungen versetzen dich in eine fröhliche, gelöste Stimmung.

Dabei gibt es wohl für jeden von uns spezielle Bilder, die uns positiv stimmen; aber auch solche, die uns in ein emotionales Tief stürzen. Und das kann individuell sehr unterschiedlich sein.

Für manche Menschen ist ein Sonnenuntergang etwas sehr Melancholisches, das sie eher traurig stimmt. Für andere sind diese oft in faszinierenden Farben spielenden Wolkenbilder etwas durchaus positiv Berührendes, Erhebendes, Beglückendes.

Eine Hochzeit ist für manche Menschen durchaus beglückend; für andere bedeutet sie das deprimierende Ende ihrer Freiheit.

Die Geburt eines Kindes ist für Eltern mit einem lange gehegten Kinderwunsch der größte Glücksfall; während sie andere in die Depression stürzt, weil sie sich von der großen Verantwortung überfordert fühlen.

Eine Prüfung kannst du als sadistische Qual empfinden oder als Möglichkeit, endlich all das Gelernte anwenden zu können und dir ein Erfolgserlebnis zu holen.

Deine Einstellung zu dem, was jetzt so ist, wie es ist, ist also sehr wesentlich – wir haben uns bereits damit befasst.

Aber auch Musik kann unsere Befindlichkeit beeinflussen – je nachdem, welche Stimmung sie ausdrückt; vor allem aber je nach den Assoziationen, die sie in uns auslöst. So kann ein und dasselbe Musikstück der einen Person Glücksmomente und Freudentränen bescheren; der anderen vermittelt sie Trauer, Melancholie oder Sehnsucht.

Welche Musikstücke fallen dir an dieser Stelle ein, die bestimmte Erinnerungen und Assoziationen in dir heraufbeschwören?

Und die dich damit zugleich auch in die entsprechende (positive oder negative) Emotion versetzen?

Dies scheint mir insofern wichtig zu sein, weil du dir mit einer dich aufbauenden, beglückenden und dein Herz erwärmenden Musik helfen kannst, dich aus einer gerade wirksamen Depression zu befreien.

Mir fällt an dieser Stelle das Stück „We are the Champions" von der Gruppe „Queen" ein. Ich weiß nicht, wie es dir dabei geht; mich richtet diese Musik augenblicklich auf.

„Yesterday" von den „Beatles", vermittelt mir immer eine bitter-süße Melancholie.

„You raise me up" von Josh Groban, versetzt mich sofort in tiefe Dankbarkeit, weil es mich an die Wertschätzung erinnert, die mir mein Vater geschenkt hat.

Die Ouvertüre zur Operette „Die Fledermaus" schenkt mir herrliche Frühlingsgefühle.

„Love me tender" von Elvis Presley liebt vor allem mein inneres Kind…

Welche Musikstücke bauen dich auf?

Welche erwärmen dein Herz?

Welche schenken dir Rührungstränen?

Welche Musik liebt dein inneres Kind?

Welche stimmen dich fröhlich und bringen dich zum Lachen?

Schwelge eine Weile (in deiner Vorstellung oder real) darin und merke sie dir für deinen nächsten „Absturz" – vielleicht magst du dir dafür eine „Depression nein danke"

Playlist erstellen; sie mag dich aus einer betrübten Stimmung retten, weil sie entsprechende Hirnbahnen aktiviert.

Du kennst sicher das Phänomen des „dich in etwas hinein Steigerns“ – das funktioniert bei Selbstmitleid ebenso wie bei Zorn, bei Eifersucht ebenso wie bei Angst oder einer Depression. Aber es ist auch bei positiven Emotionen möglich: du kannst dich in dein Glück ebenso hinein steigern wie in deine Dankbarkeit; in deine Freude ebenso wie in deine Begeisterung und sogar in deine Liebe.

In diesen Fällen kommt es dann nach einer Weile zu einer deutlichen Veränderung der Hirnaktivität – besonders im Stirnhirn. Aber im Prinzip betreffen die Veränderungen, die durch einen Stimmungs-Wandel in der Gehirnrinde ausgelöst werden, die gesamte Funktionsweise deines Gehirns; auch dann, wenn du diesen bewusst herbeiführst.

Das hast du sicher schon erlebt:

In gehobener Stimmung löst du intellektuelle und praktische Probleme um vieles leichter. Da bist du mutiger und ambitionierter; und vor allem glaubst du mehr an deine Fähigkeiten. Darüber hinaus bist du flexibler und hast einen besseren Zugang zu deiner Kreativität und deiner Intuition – sowie zu deinem Humor.

Und das Schöne ist: du kannst deine Stimmung bewusst beeinflussen. Und zwar nicht nur, indem du deine Aufmerksamkeit bewusst auf Beglückendes und deine Laune Erhellendes richtest. Sondern auch durch gezielte Veränderung deiner Körperhaltung.

Wusstest du das?

Lass deine Schultern hängen und beobachte, wie sich dies auf deine Stimmung auswirkt!

Dann richte dich auf und beobachte, wie sich dies auf deine Stimmung auswirkt!

Ist dir aufgefallen, wie positiv es sich auf deine Laune auswirkt, wenn du dich für eine Weile bewusst körperlich aufrichtest?

Ähnliches gilt auch für deinen Gesichtsausdruck: auch über diesen kannst du deine Stimmung verändern. Was du mir vielleicht eher glauben wirst, wenn du dir diese Erfahrung bewusst gönnst:

Runzle eine Minute lang die Stirn und achte darauf, wie sich deine Stimmung an diese Mimik anpasst!

Dann lächle oder lache eine Minute lang und achte darauf, wie sich das auf deine Gestimmtheit auswirkt!

Hebt dein Lächeln oder Lachen nicht tatsächlich deine Stimmung?

Natürlich richtet sich das immer nach deiner Ausgangslage. Wenn du dich mitten in einer schweren Depression befindest, mag ein kleines Schmunzeln keine Wunder bewirken. Aber sogar in einem solchen Stimmungstief wirst du vermutlich einen zumindest leichten positiven Effekt bemerken.

Tatsächlich haben Wissenschaftler herausgefunden, dass Lächeln und Lachen lang nicht so belanglos ist, wie früher angenommen wurde. Neuronale Schaltkreise im Gehirn, die unsere Mimik kontrollieren, sind eng mit den Schaltkreisen verknüpft, die für das Erleben der entsprechenden Emotionen verantwortlich sind.

Wenn du lächelst, aktivierst du Rezeptoren in jenen Muskeln, die deine Mundwinkel hochziehen. Diese leiten den Impuls an jene Hirnteile weiter, die für deine Befindlichkeit zuständig sind; und setzen eine Freisetzung von Glückshormonen in Gang. Die Folge ist, dass es dir tatsächlich besser geht. Woraufhin du unwillkürlich lächelst oder gar lachst; was die Rezeptoren neuerlich aktiviert...

Mit anderen Worten kannst du dein Gehirn überlisten und dich wie Münchhausen am eigenen Zopf aus einem Tief oder einer belastenden Situation herausholen – sofern dein Lächeln oder Lachen echt und im Augenblick wirklich empfunden ist. Einfach weil dein Gehirn diese Mimik als Signal für „es geht mir gut!" interpretiert und folgerichtig Glückshormone produziert; aufgrund derer es dir dann tatsächlich besser geht.

Allerdings funktioniert das nur, wenn dein Lächeln wirklich authentisch ist; und das erkennst du an den kleinen Fältchen, die um deine Augen sichtbar werden, wenn sich deren Ringmuskulatur kontrahiert. Ein Plakat-Lächeln, bei dem die Augen nicht mit lächeln, weil es nur die Mundpartie mit einbezieht, bringt diesen Effekt nicht.

Bestimmte körperliche Empfindungen können also einen Widerhall der Emotionen, mit denen sie verbunden sind, auslösen – auch dann wenn sie bewusst hervorgerufen oder bloß vorgestellt werden.

Auch diese Tatsache kannst du jederzeit bewusst einsetzen, um deine Befindlichkeit zu verbessern. Ja, du kannst dir auch in herausfordernden Situationen Wohlbefinden, ja sogar Glücksgefühle schenken. Du musst nur daran denken – was dann, wenn du dich gerade in einem Tief befindest, nicht einfach sein mag. Aber es ist möglich, wenn du dir dessen wert bist.

Weil die entsprechenden körperlichen Symptome sehr ähnlich sind, kann übrigens auch starke Müdigkeit bei Menschen, die zu Depressionen neigen, eine Episode depressiver Verstimmung auslösen: man spricht dann von „Verstimmung durch Ermüdung" – wir kommen gleich darauf zurück.

Sehr hilfreich im Umgang mit unseren Emotionen ist übrigens auch das Sprechen darüber; also das In-Worte-Fassen der entsprechenden Wahrnehmungen. Denn die

Benennung unserer Emotionen ist ein wichtiger Faktor im Prozess der Verschaltung zwischen den entsprechenden Arealen im Stirnhirn und dem limbischen System.

Anderen etwas begreiflich zu machen, hilft uns meist, es auch selbst besser zu begreifen. Durch das Verbalisieren der oft undeutlichen Gefühle in unserem Inneren lernen wir sie besser kennen und begreifen. Und das scheint mir ganz besonders für hochsensible und hochsensitive Menschen wesentlich zu sein.

Und besonders im Zusammenhang mit der Depression ist es wichtig, sie genau kennenzulernen…

Verstimmung durch Ermüdung

Wenn wir uns mit dem Zusammenhang zwischen Gehirn und Depression befassen, dürfen wir ein Thema nicht außer Acht lassen: die Tatsache, dass auch Ermüdung zu einer depressiven Verstimmung führen oder eine solche verschlimmern kann.

Leidest du nicht nur unter Depressionen, sondern bist du auch ständig müde und erschöpft?

Leidest du unter Selbstzweifeln und unter Sinnlosigkeitsgefühlen in einer Phase, in der dir alles zu viel wird und du zu wenig Schlaf bekommst?

Weil du überlastet bist oder auch unter Schlafstörungen leidest?

Bist du traurig, mutlos, resigniert und deprimiert, ja sogar zuweilen suizidal, obwohl es eigentlich keinen direkten Anlass für diese Stimmung gibt?

Dann könnte dies auch Folge chronischer Übermüdung sein – und diese noch weiter verstärken.

Wir wissen heute, dass bestimmte körperliche Haltungen und Empfindungen einen Widerhall in damit verbundenen

Emotionen auslösen können. Und darauf beruht die Tatsache, dass – speziell bei Moll-Menschen – bloße Müdigkeit eine Episode depressiver Verstimmung auslösen kann. Das ist darauf zurückzuführen, dass die entsprechenden körperlichen Symptome einander sehr ähnlich sind und daher überlappende Verbindungsmuster im Netzwerk des Gehirns die Tendenz haben und sich gegenseitig aktivieren.

Was heißt das im Klartext?

Chronische Überarbeitung – vor allem, wenn diese schon in Richtung Burnout geht – ist ein nicht zu unterschätzendes Risiko auch für dein psychisches Wohlbefinden. Speziell dann, wenn du neben dieser Überforderung keine aufrichtenden Erfolgserlebnisse hast; denn dann ist bei einer Grundneigung zu depressiver Verstimmtheit die Gefahr dieses Teufelskreises sehr hoch.

Die Medizin spricht in diesem Zusammenhang von „Verstimmung durch Ermüdung“. Daher solltest du gerade dann, wenn dir Depressionen nicht fremd sind, ganz besonders darauf achten, Ruhezeiten zur Regeneration einzuhalten; um nicht in diesen fatalen Teufelskreis zu kippen.

Und vor allem fordere nie mehr von dir, als du in guter Gestimmtheit souverän schaffst. Aber akzeptiere auch keine Überforderung durch andere – vor allem, wenn du dich schlecht abgrenzen kannst und ein starkes Helfergen hast. Denn dann neigst du a priori zur Überarbeitung, weil du nicht gut „nein“ sagen kannst.

Problem dabei ist, dass du in der Übermüdung und damit verbundenen Depression genau die Produktivität und Effizienz nicht mehr zur Verfügung hast, die dir so wichtig sind – und dann erntest du unter Umständen Kritik, die weiteren Stress auslöst und deine Depression ebenso verstärkt wie deine Schlafstörungen... aus diesem Teufelskreis findest du nur durch die nötige Bewusstheit heraus und indem du dir und deinem inneren Kind die nötige Fürsorge und Nachsicht zukommen lässt.

Und wenn du Depressionen kennst, weißt du, dass ein solch schwermütiger Gemütszustand das gesamte Denken überschattet. Dann bist du pessimistisch und richtest deine selektive Wahrnehmung nur auf das Negative, deine negative Einstellung Bestätigende. Du grübelst ständig über vergangene Misserfolge nach, statt dich an deine guten Leistungen zu erinnern.

Und das beeinträchtigt natürlich auch deine aktuelle Fähigkeit zur Problemlösung; worunter letztlich auch deine beruflichen Leistungen leiden. Und wenn du dies dann bemerkst, leidet deine ohnehin schon trübe Stimmung noch mehr; was dich weiter mental einschränkt und in einen fatalen Teufelskreis katapultiert.

Dann kippst du in eine depressive Phase, die ohne die anfängliche Überarbeitung und Verausgabung vielleicht gar nicht aufgetreten wäre.

Aber dann reicht es oft schon, einmal richtig auszuschlafen oder anders zu entspannen, dich gezielt aufzurichten und bewusst zu lächeln oder zu lachen, um dich aus einem solcherart ausgelösten Stimmungs- und parallel dazu Leistungs-Tief zu befreien.

Idealerweise sind solche Modifikationen im Gehirn nur vorübergehend und rasch wieder rückgängig zu machen, sobald die Umstände sich ändern. Wenn dein Gehirn jedoch anfälliger ist für eine solche selbst zerstörerische Abwärtsspirale und immer wieder in eine solche hineingerät, kann es durchaus auch zu einer länger anhaltenden Umgestaltung im Gehirn kommen. Und diese kann dann auch zu einer längerfristigen Depression führen; was den Teufelskreis dann weiter in Gang hält.

Meist beruht ein solcher ursprünglich auf sehr frühen negativen Erfahrungen, die in das vibrierende Netzwerk des Gehirns eingespeichert wurden, und die – bewusst oder unbewusst – immer wieder aktiviert werden. Dadurch wird das Gehirn immer anfälliger für solche emotionalen Kettenreaktionen; die dadurch öfter ablaufen und so die Anfälligkeit noch weiter steigern.

Eine dieser sehr frühen Stresserfahrungen ist der Verlust eines Zwillings im Frühstadium der Schwangerschaft. (Bei den Ursachen gehe ich näher auf diese Anlage ein.)

Daher sind bei Alleingeborenen Depressionen weit häufiger als bei anderen; und daher scheint es mir gerade für diese Menschen so wesentlich zu sein, dass sie die hier wirksamen Mechanismen kennen und verstehen, um sich zukünftig solche „Abstürze“ zu ersparen.

Dafür ist es jedoch wichtig, die eigene Gestimmtheit rechtzeitig zu erkennen und möglichst rasch eine der angemessenen Strategien einzusetzen. Dazu empfehle ich dir, wenn du dich hier angesprochen fühlst, immer wieder in deinem Alltag innezuhalten, um zu überprüfen, in welchem Zustand du dich gerade befindest:

„Lebe ich gerade unter dem Einfluss meiner Glückshormone?“

„Oder haben mich – warum auch immer – meine Stresshormone eingeholt?“

Dann ändere das, was dich stresst oder ändere deine Einstellung dazu.

Depression ist ein Nein-Zustand

In diesem Kapitel möchte ich dir eine weitere Perspektive auf deine Depression darlegen – fühle in dich hinein und nimm wahr, ob du ihr etwas abgewinnen kannst; ob sie dir also hilft besser mit deiner Depression umzugehen.

Das Ja und das Nein sind in meinem Weltbild zwei fundamentale Haltungen, die wir dem Leben gegenüber einnehmen können; und damit verbunden sind zwei Zustände, in denen wir uns – körperlich, mental und emotional – befinden können.

Davon ist das Ja heilsam – generell, speziell aber für deine Depressivität –; das Nein hingegen ist höchst förderlich für deine depressive Anlage, weil es dich Stresshormone ausschütten lässt.

Die Haltung des „Im-Ja-Seins" bedeutet nichts anderes, als dem, was jetzt so ist, wie es ist, keinen Widerstand entgegenzusetzen – letztlich auch deiner Anlage zur Depression.

Wenn du in deinem annehmenden Ja schwingst, dann nimmst du das, was du augenblicklich nicht ändern kannst (und deine Gegenwart kannst du ebenso wenig ändern wie deine Vergangenheit), als gegeben an – ob es sich nun gut anfühlt oder nicht.

Natürlich geht es nicht darum, etwas gut zu heißen, was definitiv nicht gut ist, weil es dich oder eine andere Person verletzt und auf weitere Sicht sogar der Welt schadet.

Daher wirst du nicht behaupten:

„Ja, es ist gut, dass ich deprimiert bin!"

Denn das entspricht nicht deinem aktuellen Gefühl. Aber fürs Erste ist es auch nicht sinnvoll, dich dagegen zu wehren.

„Nein, das will ich nicht! Ich hasse diese Depression und ich mache mir Sorgen, dass sie mir schadet. Ich habe Angst vor den Folgen und beneide all jene, die gut gestimmt und fröhlich sind und niemals Depressionen haben...“

Denn damit verbohrst du dich nur noch weiter in die Negativität dieser an sich schon belastenden Situation; und schüttest massenhaft Stresshormone aus, die dich in deiner Depression gefangen halten.

Stattdessen fände ich es klüger, zu sagen:

„Ja, im Augenblick bin ich deprimiert; aber das kann sich ändern – das weiß ich aus Erfahrung.“

Dieses Ja erzeugt keinen Widerstand (und damit keinen Stress) in dir, weil es ja nur ganz ehrlich die aktuelle Situation beschreibt. Und es versetzt dich in einen mentalen Zustand, aus dem du erfolgreich weiterfragen kannst:

„Wie kann ich mich aus meiner Depression befreien?“

„Was kann ich tun, um mich für mehr Lebensfreude zu öffnen?“

„Wie kann ich mich trotz meiner aktuellen Depression entspannen?“

„Was kann ich tun, um meiner Depression auf den Grund zu gehen?“

„Welche Botschaft kann hinter meiner Depression verborgen sein?“

„Wie kann ich diese klarer erkennen?“

„Was kann ich machen, um nicht nur im Moment, sondern generell meine Depression zu meistern?“

Und Ähnliches...

Wenn du in deinem Ja schwingst, ist dein Stirnhirn eingeschaltet und du findest eher hilfreiche Lösungen und kluge Antworten auf diese und andere Fragen, als wenn du dich im abwehrenden Nein blockierst – und zwar körperlich, mental und emotional, weil du massiv unter Stress gerätst.

Unter Stress wirst du kaum je eine weiterführende Antwort finden, die dir wirklich hilft, eine herausfordernde Situation zu meistern. Einfach, weil dich deine Stresshormone auf Hirnebene in den Höhlenmenschen-Modus versetzen und deine höheren Hirnzentren ausschalten.

In der weisen Annahme dessen, was du im Augenblick nicht ändern kannst, weil es jetzt so ist, wie es ist, bist du weit eher fähig zu einer reifen Lösung – besonders, wenn du dann auch noch deine Aufmerksamkeit auf freudvolles Beglückendes richtest, um dir möglichst bald wieder Glückshormone zu holen.

Vermutlich kennst du das Gebet, das die „Anonymen Alkoholiker" in ihr „12-Schritte-Programm" aufgenommen haben; und das meines Wissens nach ursprünglich von Franz von Assisi stammt:

„Gott gebe mir die heitere Gelassenheit,
anzunehmen, was ich nicht ändern kann;
den Mut, zu ändern, was ich ändern kann
und die Weisheit,
eines vom anderen zu unterscheiden!"

Wenn du dies möglichst weitgehend in deinem Leben umsetzt, wirst du viel besser mit deiner Depression umgehen können. Denn in der „heiteren Gelassenheit" deiner weisen Annahme des Gegebenen – in meinen Worten in deinem „Im-Ja-Sein" – bist du im Vollbesitz deiner geistigen, emotionalen und körperlichen Kräfte; kannst dich weit besser auf die aktuelle Situation einstellen und das, was dir nicht passt, viel eher ändern; jedenfalls aber das Beste aus den Tatsachen machen.

Nicht zuletzt, weil du empfänglich wirst für die Botschaften deiner Seele, die dir mit deiner Depression vielleicht etwas vermitteln möchte. Und sie wird dir generell den friedlicheren Weg empfehlen, mit dem, was du nicht ändern kannst, umzugehen:

„Ja, so ist das jetzt, aber das heißt nicht, dass es so bleiben muss!"

„Was sagt mir meine depressive Verstimmung?"

„Was kann ich daraus lernen?"

„Wie kann ich am besten damit umgehen?"

„Wie kann ich mein Stimmungs-Tief zum Besten für mich und alle anderen Beteiligten meistern – und gegebenenfalls ändern?"

Und vor allem die letzte Frage scheint mir ganz wichtig zu sein.

„Wie kann ich das Beste aus meiner Depression machen?"

Ein Beispiel dafür wäre die Tatsache, dass dich deine Depression zumindest für eine Weile aus dem Verkehr zieht und dazu motiviert, dir Zeit für dich zu nehmen…

Also lass mich zusammenfassen:

Alles, was hier und jetzt so ist, wie es ist, löst in dir entweder ein Ja aus – oder ein Nein. Es ist dir also angenehm, macht dich glücklich und zufrieden, entspricht deinen Erwartungen, fühlt sich gut an – oder eben nicht. Und die Folge aus dieser Einschätzung, die du meist leider nicht bewusst triffst, ist viel weitreichender, als du annehmen würdest.

Denn damit kippst du allzu leicht in eine Negativspirale: wenn du unter Stress stehst, sind deine höheren Hirnzentren blockiert, sodass du kaum mehr die Wahl hast, wie du das, was jetzt so ist, wie es ist, anders interpretieren kannst und wie du dich klüger darauf einstellst.

Dann reagierst du aufgrund uralter Reaktionsmuster automatisch mit einem nachhaltigen Nein; was deinen Stress weiter verstärkt und dich noch stärker in deinem Nein festhält. Und das lässt dich weitere Stresshormone ausschütten und hält dich in der Depression fest.

Mit eingeschaltetem Homo Sapiens Sapiens Gehirn hingegen hast du jene höheren Zentren zur Verfügung, dank derer du dich bewusst für ein konstruktives Ja (und sei es auch bloß *„Ja, jetzt ist es so, aber das kann sich ändern“*) entscheiden kannst.

Und je öfter du dich bewusst für dein Im-Ja-Sein entscheidest, umso stärker wird sich dieses in dir verankern – sowohl in deinem Körpergedächtnis, als auch in deinen Hirnbahnen. Und umso leichter ist es dir wieder zugänglich, wenn du dich neuerlich dafür entscheiden möchtest.

Wie fühlen sich dein Ja und dein Nein an?

Damit meine Worte nicht bloße Theorie bleiben, empfehle ich dir, einmal sehr bewusst wahrzunehmen, wie sich diese beiden Zustände in deinem Körper anfühlen. Beginne am besten mit deinem Nein und geh dann zu deinem Ja über.

Vergegenwärtige dir eine Situation, die ein spontanes und möglichst starkes Nein in dir ausgelöst hat, und versetze dich möglichst intensiv hinein! Vielleicht möchtest du die abwehrende Haltung dabei auch pantomimisch darstellen.

Bei mir gehen dabei beide Hände vehement nach vorne, wobei die Handflächen nach vorne gewandt sind, um das, wogegen ich mich mit meinem Nein wehre, von mir wegzuhalten. Damit verspannt sich automatisch der ganze Körper, vor allem der Brustraum samt Schulter- und Nackenbereich.

Wie zeigt sich dein Nein, wenn du es pantomimisch ausdrückst?

Was macht dein Nein alles mit deinem Körper?

Was macht es mit deiner Atmung?

Mit deinem Herzschlag?

Deiner Mimik?

Und deiner Körperhaltung?

Fühlst du die Schwere und Enge?

Und wie kraftraubend es sich auswirkt?

Und dann wende dich deinem Ja zu!

Wenn dir das nicht gleich auf Anhieb gelingt, hole dir zuerst ein Lächeln, hebe deinen Kopf und richte dich auf, während du atme tief und regelmäßig atmest, um deine Brust zu weiten. Dabei kannst dir vorstellen, dass du ganz leicht wirst und Licht in deinem Stirnhirn visualisieren.

(Eventuell kannst du dir auch noch Stirn und Hinterkopf halten – die „energetische Hirnaktivierung“ habe ich dir ja bereits erklärt.)

Nun erinnere dich an eine wundervolle Situation in deinem Leben, in der du ganz und gar zufrieden, glücklich, freudvoll, dankbar, begeistert und liebevoll warst; wo alles gut war so, wie es war, und es nichts, rein gar nichts auszusetzen gab; wo du in vollkommener Harmonie warst mit dir und der Welt.

Wenn du den Eindruck hast, so etwas noch nicht erlebt zu haben, dann tu einfach so, als hättest du eine solche Situation schon erlebt – erfinde deine absolute Idealversion!

Und dann bleib ruhig länger in deinem Ja als in deinem Nein, denn die damit verbundene Körperchemie wird dir sehr wohltun und sich auf alle Körperfunktionen heilsam auswirken.

Und dann nimm wieder wahr, wie du dich fühlst und welche Unterschiede dir zu deinem Nein auffallen.

Was macht dein Ja mit deinem Körper?

Mit deiner Atmung?

Deinem Herzschlag?

Deiner Mimik?

Und deiner Körperhaltung?

Fühlst du die Leichtigkeit und Weite?

Und wie du dich energetisiert fühlst?

Ich denke, diese Erfahrung ist – wenn du sie ehrlich mitgespielt und dir die beiden Zustände wirklich vergegenwärtigt und unter Miteinbeziehung aller Sinne erlebt hast – überzeugender als viele Seiten abstrakter Beschreibung.

Im Ja ist dein Körper entspannt und von Glückshormonen durchflutet, deine Energie fließt frei in ihren natürlichen Bahnen (und in die richtige Richtung) und du bist geistig im Vollbesitz deines gesamten Wissens und deiner Kreativität. Daher kannst du neue Verbindungen herstellen und kreative Lösungen finden; und du hast weitgehend Zugang zu deinem Gedächtnispool. Im Ja bist du emotional ausgeglichen und vor allem empfänglich für die Signale deiner inneren Stimme.

Allerdings möchte ich hier betonen, dass du das erste und spontane Nein als Reaktion auf etwas, was dir nicht angenehm ist, kaum verhindern kannst. Das ist ein Reflex, der so rasch abläuft, dass du dagegen ebenso machtlos bist wie gegen das Vorschnellen deines Unterschenkels, wenn jemand deinen Kniescheibenreflex auslöst.

Fatal ist es nur, unter dem Einfluss deiner Stresshormone im Nein verhaftet zu bleiben. Und genau das kannst du mithilfe der „energetischen Hirnaktivierung“ verhindern, daher solltest du diese Technik wirklich im Hinterkopf behalten und möglichst oft – auch bei kleineren Stressoren – einsetzen, um sie zu automatisieren.

Das Ja, von dem ich hier spreche, meint also eine offene, annehmende und empfängliche Haltung gegenüber dem Leben und allem, was es gerade zu bieten hat. Und es ist vor allem wesentlich für die Meisterung deiner Depression in der Umsetzung all meiner Anregungen in diesem Buch.

Wie findest du in dein Ja

Nichts, wozu du ehrlich im Ja bist, womit du einverstanden bist, was dir angenehm ist, was dir Freude bereitet und dich glücklich macht, was du liebst, was dich begeistert und deine Bewunderung erweckt – nichts von all dem wird zum Problem, regt dich auf, macht dir Angst, ärgert oder kränkt dich, lässt dich Stresshormone ausschütten, versetzt dich ins Nein und hält dich in der Depression fest.

Im Gegenteil, es schenkt dir Glückshormone und fördert deine Regeneration und damit zugleich auch deine Gesundheit ebenso wie deine Produktivität. Daher solltest du deinen Fokus vor allem auf diese Dinge legen und dir bewusst mehr davon gönnen.

Parallel dazu solltest du auch dann, wenn die Umstände ganz und gar nicht nach deinem Geschmack sind, möglichst danach trachten, in dein Ja zu kommen und dir positive Emotion wie Wertschätzung, Dankbarkeit, Liebe,

Fürsorge oder ähnliches zugänglich machen; um auch in prekären Situationen Glückshormone auszuschütten – und dich damit für ein glücklicheres Leben zu öffnen.

Und ich habe eine wirklich gute Nachricht für dich: du kannst dir – in welchem Alter auch immer du gerade bist – neues Verhalten, neue Entscheidungen und neue Überzeugungen einprägen. Und zwar jene, für die du selbst dich entschieden hast, weil du sie als konstruktiv und lebensbejahend erkannt hast und bewusst daher dein zukünftiges Leben danach ausrichten möchtest.

Ist dir schon einmal aufgefallen, dass du vor allem dann depressiv bist, wenn der Stresspegel gerade hoch ist und negative Emotionen deine Stimmung prägen?

Wenn du hingegen glücklich bist, frisch verliebt, stolz auf eine Leistung oder dankbar für Lob und Anerkennung, wenn du dich über ein besonderes Geschenk freust, oder auf eine nette Begegnung; wenn du dich für eine neue Idee begeisterst oder irgendjemand für irgendetwas bewunderst; wenn du starke Resonanz und Sympathie empfindest, dann geht es dir besser, nicht wahr?

Dann erwachen deine Lebensgeister und du wunderst dich vielleicht auch (wenn du bewusst lebst), woher du auf einmal so viel Energie hast; obwohl du dich vor diesem Ereignis vielleicht noch müde und ausgebrannt gefühlt hast – das liegt an der jeweiligen Körperchemie: Stresshormone regen nur akut an; wenn Stress chronisch wird, macht er entsetzlich müde und wirkt als fataler Energieräuber.

Glückshormone wirken hingegen immer belebend, energiespendend und aufrichtend – und zwar nachhaltig. Sie vermitteln dir nicht einen Energieschub „auf Pump“, der dich in den Mangel bringt. Und sie sind dir jederzeit verfügbar, wenn du dich dafür entscheidest.

Abgesehen davon bringen sie dich in eine sich selbst verstärkende Positivspirale: je öfter du deine Aufmerksamkeit bewusst auf das Positive, Begeisternde, Ergötzliche, Erfreuliche, Beglückende, Liebenswerte, Wohltuende richtest, umso leichter wirst du es erkennen, weil du in deinem Gehirn eine Art bedingten Reflex etablierst.

Und dieser lässt dich weiterhin gezielt nach dem Erfreulichen Ausschau halten – was auch immer gerade passiert. Einfach, weil du dir das angewöhnt hast. Genauso wie dir früher vielleicht angewöhnt wurde, stets Ausschau zu halten nach dem Unguten und zu Vermeidenden.

Es gibt in jeder nur erdenklichen Lebenslage unendlich viele Beispiele für Wunderbares, Ergötzliches, Lustvolles, Erfreuliches, Wertzuschätzendes oder zumindest Dankenswertes – wenn wir nur bewusst danach Ausschau halten.

Lass mich hier nur einige Beispiele anführen, um dich dazu anzuregen, deine eigenen Beispiele zu finden; und immer weitere zu suchen. Denn dieses Bewusst-Ausschau-Halten nach Beglückendem ist enorm wertvoll – ganz besonders wenn es darum geht, deine Depression zu meistern.

Und es kann zu einem richtig erfrischenden Spiel werden; das du übrigens auch gemeinsam mit anderen spielen kannst. Das könnt ihr so bewusst zelebrieren, dass es zu einer gegenseitigen Herausforderung wird, auch in einer gespannten Lage das Positive zu erkennen – und die jeweilige positive Entdeckung einander mitzuteilen; was die anderen zu weiteren positiven Entdeckungen inspiriert, die sie wieder teilen…

Unterschiedliche Depressionen

Ist dir schon einmal aufgefallen, dass deine Depressionen nicht immer gleich sind?

Sondern dass es – je nach Lebensphase – völlig unterschiedliche Depressionen gibt?

Und dass sich die Auswirkung deiner Depression je nach Ursache verändert?

Als mir dieses Phänomen bewusst wurde, habe ich doch ziemlich gestaunt, denn zuvor dachte ich, bei mir gäbe es nur eine Depression; und diese würde zwar manchmal stärker, manchmal schwächer sein, manchmal kürzer dauern, manchmal länger, aber im Grunde würde sie sich doch immer gleich oder zumindest ähnlich anfühlen.

Aber weit gefehlt!

Und da ich Synästhetin bin, ist bei mir auch die Depression mit unterschiedlichen Sinneswahrnehmungen verbunden. Ob das bei dir auch so ist, kann ich natürlich nicht beurteilen, aber jedenfalls liegt es mir am Herzen, dich auch auf dieses Phänomen hinzuweisen.

Synästhesie ist ein spannendes neurologisches Phänomen, das ich persönlich als besonderes Geschenk empfinde, denn sie bereichert mein Leben mit wundervollem Sinnesreichtum.

Aus medizinischer Sicht bedeutet sie die Verschmelzung verschiedener Sinneswahrnehmungen – und diese interessante Anlage tragen vor allem hochsensible und hochsensitive Menschen, alleingeborene Zwillinge und Scanner Persönlichkeiten in sich.

Allerdings sind sich viele Menschen ihrer besonderen Anlage nicht bewusst; denn für sie ist ihre Sinnesverschmelzung völlig normal, daher hinterfragen sie ihre überreichen und kombinierten Wahrnehmungen nicht.

Synästhesie ist nicht selten, obwohl das oft angenommen wird; aber aus meiner Sicht ist sie eine wertvolle Besonderheit – allerdings ein Geschenk mit Holschuld. Denn es reicht nicht, damit geboren zu werden; sondern wir müssen sie (wie übrigens jedes in uns angelegte Talent) anerkennen und entfalten, um davon profitieren zu können.

Zur Häufigkeit der Synästhesie gibt es verschiedene Statistiken: die meisten Forscher meinen, dass rund 4% der Bevölkerung davon betroffen sind, andere orten 10%, und auch dazu gibt es eine weit höhere Dunkelziffer. Daher sollten mehr Menschen darüber Bescheid wissen, weil sie dieses Potenzial erst dann entfalten können.

An sich ist Synästhesie ein unmöglicher Sinneseindruck, den es gar nicht geben dürfte: eine Art Symphonie der Sinne, bei der mehrere Sinne gleichzeitig wahrgenommen werden; und zwar immer wieder aneinander gekoppelt. So entsteht eine kombinierte Wahrnehmung, weil jeweils ein anderer als der ursprüngliche Reiz mit ausgelöst wird.

So sieht beispielsweise ein Synästhet bei spezieller Musik bestimmte Farben oder auch Formen, aber das ist keine bewusste Assoziation, die er provoziert oder sich einbildet. Sondern diese Kombination ist ungewollt und funktioniert interessanterweise immer gleich.

Tatsächlich geht es um einen messbaren Effekt im Gehirn, der sogar nachgewiesen werden kann: moderne Untersuchungsmethoden zeigen die Mitstimulierung anderen Sinnesareale im Gehirn. Also wird beispielsweise das Hör-Areale aktiviert und gleichzeitig reagiert die Seh-Rinde mit; somit werden Formen oder Farben als Einheit wahrgenommen.

Oder es reagieren die olfaktorischen Zentren mit einem Hör-Erlebnis mit, sodass gemeinsam mit dem Klang ein

Geruch wahrgenommen wird; oder auch ein Geschmack, wenn die gustatorischen Zentren mit aktiviert werden.

Abgesehen davon schlagen Synästheten andere auch in der Wahrnehmung von Feinheiten; und können besser einander sehr ähnliche Farben, Klänge, Geschmäcker und Gerüche unterscheiden. Und das kann natürlich höchst wertvoll sein, denn es hilft nicht nur beim Erkennen von Sinnesreizen, sondern auch bei deren Verarbeitung.

Verschiedene Forscher haben einen unterschiedlichen Zugang dazu, denn manche sehen die Synästhesie als extreme Ausprägung einer allgemeinen Eigenschaft: der Fähigkeit, Modalitäten zu verknüpfen. Andere meinen, Synästhesie hätte eine Art „hidden agenda", gehen also von einem bisher noch nicht erkannten Nutzen aus; der allerdings erst herausgefunden werden muss.

Hirnphysiologisch geht es dabei um eine dichtere Vernetzung, weil Synästheten offenbar mit mehr Gehirnbahnen ausgestattet und daher mit einer besonderen Vielschichtigkeit begabt sind. Daher erforschen weltweit Wissenschaftler diese spezielle Komplexität und untersuchen das Gehirn von Synästheten; weil sie sich Einsichten erhoffen, die auch für andere wertvoll sein könnten.

Eine Erklärung könnte die folgende Theorie bieten: dass bereits bei der Geburt anatomisch ausgeprägte Verkabelungen existieren, die entsprechende Wahrnehmungsareale verbinden – woraus sich eben die spezielle Synästhesie erklären würde.

Daraus resultiert eine interessante Frage:

Haben wir alle ursprünglich solche dichteren Vernetzungen?

Die sich jedoch aufgrund von Nicht-Gebrauch wieder zurückbilden?

Manche Experten gehen davon aus und nehmen an, dass fast alle mit einer basalen Synästhesie geboren werden; diese jedoch meist in den ersten Monaten wieder verloren geht, weil sie nicht gefördert wird.

Tatsächlich ist die Synästhesie in der Kindheit noch weit häufiger; und sie kommt interessanterweise auch bei Frauen häufiger vor.

Synästhesie kann vererbt werden, dann ist sie angeboren, also genuin; und kommt daher familiär gehäuft vor – vor allem bei Verwandten ersten Grades. Allerdings nicht unbedingt in derselben spezifischen Form, sondern oft sind andere Sinne miteinander verbunden. Allerdings wurden die verantwortlichen Gene noch nicht gefunden.

Synästhesie können wir auch induzieren, also bewusst provozieren, indem wir uns bewusst Farben zu Musik vorstellen, oder einen Geschmack zu Farben suchen und so eine gezielte Assoziation erzeugen.

Kannst du das?

Und wenn ja: gelingt es dir leicht?

Dann ist anzunehmen, dass du rechtshirn-dominant bist, also deine rechte Gehirnhälfte dominant ist; dann fällt es dir generell leichter, Assoziationen zu finden – und dann ist deine Synästhesie naheliegend.

Ein schönes Beispiel für Synästhesie ist übrigens der Satz aus einem Gedicht von Carlo Karges, das irrtümlich Novalis zugeschrieben wird, aber nur als Reverenz an ihn gilt:

„Wer Schmetterlinge lachen hört, der weiß, wie Wolken schmecken…"

Warum mich dieses Phänomen so fasziniert?

Nun, ich bin selbst davon betroffen und nehme beispielsweise verschiedene Schmerzqualitäten wahr – beispielsweise erlebe ich bei der sehr schmerzhaften Myo-Reflex-Therapie die interessantesten Kombinationen, weil ich Schmerzen mit Farben, Formen und Geschmäckern assoziiere, je nachdem wo meine Therapeutin ihren Reiz setzt. Aber interessant ist, dass auch mein Vater davon berichtet, weil auch er seinen Angina Pectoris Schmerz als „bitter und giftgrün" kombiniert erlebt hat.

Ob das bei mir auch so wäre, weiß ich nicht. Denn glücklicherweise kenne ich diesen Schmerz nicht. Aber sehr wohl kenne ich diese spezielle Form der Synästhesie und habe sie wohl von ihm geerbt – und bei mir wirkt sie sich eben auch in meiner Depression aus.

Und wie alles andere, was sich in unserem Gehirn abspielt, kann sich auch die Synästhesie auf die Depression auswirken. Daher fände ich es interessant, dich auch mit diesen Fragen auseinanderzusetzen:

Wie ist das bei dir?

Welche Farbe hat deine Depression?

Und ist es immer dieselbe?

Welchen Klang kannst du damit assoziieren?

Ist es immer derselbe?

Welchen Geruch oder Geschmack verbindest du mit deiner Depression?

Immer dieselben?

Wie genau fühlt sich deine Depression körperlich an?

Immer gleich oder ähnlich?

Emotions-Cocktail

Vergiss nicht: je besser du deine Depression kennst, umso eher wirst du dich daraus befreien können. Daher möchte ich dich auf noch ein weiteres Phänomen hinweisen, das mir in Bezug auf meine Depression aufgefallen ist – lass dich überraschen!

Wie ist das bei dir: erlebst du in jedem Augenblick immer nur eine Emotion?

Oder nimmst auch du immer einen Emotions-Cocktail wahr?

Weil du immer unterschiedliche Emotionen gleichzeitig wahrnehmen kannst?

Dieses Phänomen ist mir in der Vorbereitung meines Seminars „Gesund durch Lebensfreude – Glück als Elixier“ bewusst geworden: ich erlebe kaum je nur eine Emotion, sondern immer einen ganzen Cocktail aus unterschiedlichen Emotionen.

Meist passen diese auch zusammen, aber das muss gar nicht unbedingt immer sein – denn wir leben nun einmal in einer polaren Welt und erleben daher auch in uns selbst oft Ambivalenzen.

Welche anderen Emotionen passen deiner Ansicht nach zur depressiven Verstimmung?

Und welche divergierenden erlebst du – zumindest manchmal – gemeinsam mit deiner Depression?

Mit welchen Energien ist deine Depression vergesellschaftet?

Minderwertigkeitsgefühl?

Gefühl von Vergeblichkeit?

Schüchternheit?

Unzufriedenheit?

Schuldgefühle?

Zweifel?

Selbstzweifel?

Schmerz?

Groll?

Gleichgültigkeit?

Trauer?

Resignation?

Unterlegenheitsgefühl?

Selbstablehnung?

Selbsthass?

Zurückweisung?

Einsamkeit?

Misstrauen?

Neid?

Langeweile?

Frustration?

Ekel?

Niedergeschlagenheit?

Antipathie?

Ich bin nicht genug?

Ich bin nicht ok?

Bei mir sind mit der Depression oft Ängste und Sorgen vergesellschaftet; aber auch ein Gefühl von Sinnlosigkeit und Resignation; nicht selten schleichen sich auch Schuldgefühle mit ein; auch Groll kann dabei sein; und vor allem Trauer ist meist mit im Team. Aber im Grunde kenne ich all die oben erwähnten Färbungen aus eigener Erfahrung.

Das bedeutet, dass ich ein recht breites Spektrum von Depressionen kenne – je nach den damit verbundenen

Umständen. So fühlt sich eine Depression, die ich aus der Ahnenreihe übernommen habe, anders an als jene, die durch einen aktuellen Trigger ausgelöst wurde. Eine Depression, die ich aus dem morphogenetischen Erdenfeld (der Akasha-Chronik) übernommen habe, fühlt sich anders an als jene, mit der ich mich von einem parallelen Selbst oder einem geliebten Menschen anstecken habe lassen…

Und ich sage bewusst nicht: jemand hätte mich angesteckt, denn ich gehe immer davon aus, dass ich – ob bewusst oder unbewusst – etwas übernehme und somit die volle Verantwortung trage. Damit aber zugleich auch die Macht habe, mich auch wieder selbst daraus zu befreien.

Daher kann ich auch nicht viel mit einer Schwingungs-Skala anfangen, die bloß eine Depression oder eine Wut oder eine Liebe oder eine Dankbarkeit kennt und diese fest mit einer Schwingungsrate verbindet – für mich ist jede einzelne dieser Emotionen je nach Situation sehr unterschiedlich wahrnehmbar.

Wenn in meiner Depression die Trauer besonders stark mitschwingt und dann vielleicht auch noch Gewissensbisse mitwirken, dann fühlt sich das völlig anders an als eine Depression, bei der die Resignation und die Vergeblichkeit im Vordergrund steht und dann auch noch Sinnlosigkeit mitspielt…

Vielleicht möchtest du für eine Weile die Lektüre unterbrechen und wahrnehmen, wie sich das für dich anfühlt – und ob du auch nicht bloß eine einzige Depression kennst; die vielleicht mal stärker oder schwächer ausgeprägt sein mag, im Grunde aber immer dieselbe ist.

Wo sind die Wurzeln?

Wenn wir das Phänomen Depression aus verschiedenen Blickwinkeln betrachten, dann ist eine wichtige Perspektive die Frage nach der Ursache – und tatsächlich gibt es diese. Wobei es in Wahrheit sogar mehrere mögliche Ursachen gibt, die teilweise sogar kombiniert auftreten.

Wenn ich dir in diesem Abschnitt einige Möglichkeiten vor Augen führe, dann möchte ich dir die Möglichkeit bieten, Resonanz in dir wahrzunehmen. Dazu nenne ich jeweils einige der wichtigsten Indizien, an denen du erkennen kannst, ob die jeweilige Ursache auch auf dich zutrifft. Dabei ist es möglich, dass nur einige dieser Faktoren auf dich zutreffen, aber es können auch alle sein.

Also fühle einfach tief in dich hinein und nimm wahr, was es mit dir macht, diese Indizien zu lesen und dich in sie einzufühlen.

Erkennst du sie wieder?

Fühlen sie sich verwandt an?

Und berühren sie dich mehr, als du erwartet hättest?

Dann empfehle ich dir, dich für weitere Informationen dazu zu öffnen; hilfreiche Quellen dafür nenne ich dir hier auch jeweils.

Nimm dir wirklich Zeit, dir diesen Abschnitt durchzulesen, auch wenn du auf den ersten Blick den Eindruck hast, dies oder jenes hätte ganz und gar nichts mit dir zu tun. Denn wer weiß, vielleicht wartet in diesem Buch die eine oder andere lebensverändernde Offenbarung auf dich…

Aber vielleicht entdeckst du hier auch manches, das dir hilft, eine Person aus deinem Umfeld besser zu verstehen.

Alleingeborener Zwilling

Es gibt ein Phänomen, das weit häufiger ist als allgemein bekannt und daher derzeit noch ein Geheimtipp ist: die Alleingeburt nach dem frühen (also meist in der Frühschwangerschaft) Verlust eines Zwillings oder mehrerer Mehrlinge. Da ich zu diesem Thema ein eigenes Buch – „Alleingeborener Zwilling" – geschrieben habe, möchte ich hier nur die wichtigsten Indizien erwähnen und dir empfehlen, gegebenenfalls weiter in die Tiefe zu gehen.

Bei dieser Anlage geht es darum, dass zur gleichen Zeit mehrere Eizellen befruchtet werden oder sich eine befruchtete Eizelle in zwei (oder selten mehrere) teilt, sodass Zwillinge oder mehrere Mehrlinge entstehen. Idealerweise kommen diese gemeinsam zur Welt, aber in manchen Fällen geht ein Zwilling (oder mehrere) während der Schwangerschaft verloren, sodass nur ein Kind zur Welt kommt.

Dieses Kind ist also in einem Wir in die Inkarnation gestartet, wird aber dann allein geboren. Und dieser frühe Verlust des ihm am allernächsten stehenden Wesens bedeutet ein schweres Verlust-Trauma, das zahlreiche Folgen auf das ganze Leben dieses Menschen hat – unter anderem eben die Tendenz zur Depression.

Diese Anlage lässt sich an unterschiedlichen Indizien erkennen; und eines dieser Indizien ist eben die Depression, die bis zum Suizid-Wunsch gehen kann. Diesen kennen die meisten alleingeborenen Mehrlinge; wenngleich sie sich diesen nicht unbedingt eingestehen – immerhin gilt der Freitod in unserem Kulturkreis ja als moralisch verwerflich.

Hier sind also einige Indizien, an denen du erkennen kannst, ob auch du ein alleingeborener Mehrling bist – fühle einfach in dir nach, ob du Resonanz empfindest!

- Lebenslanges Gefühl der Einsamkeit und des Nicht-dazu-Gehörens,
- mangelndes Selbstwertgefühl,
- grundlose Schuldgefühle,
- ein starkes Helfer-Syndrom,
- der „Sprachfehler“ nicht „nein“ sagen zu können
- sowie Abgrenzungsschwäche
- und Tendenz zur Co-Abhängigkeit;
- generell Probleme in Beziehungen,
- starke Empathie
- und Anpassungsfähigkeit;
- lebenslange Suche ohne zu wissen wonach,
- und lebenslanges Warten ohne zu wissen worauf;
- hoher Leistungsanspruch und Erfolgswunsch,
- dabei aber starke Selbstsabotage
- und Perfektionismus;
- Depression und Suizidgedanken,
- allerlei Ängste,
- Hochsensibilität und Hochsensitivität,
- Kreativität, Vorstellungskraft und Phantasie...

Wenn du zumindest einiges davon bei dir wiedererkennen kannst, dann möchte ich dir wirklich ans Herz legen, dich intensiver mit dieser Anlage zu befassen – lies dazu mein Buch „Alleingeborener Zwilling“, in dem du dich klar wiedererkennen kannst; aber auch reichlich Tipps für deinen Selbstheilungsweg findest. Und sieh dir auch die entsprechenden Videos auf meinen YT Kanälen an – die Links dazu findest du am Ende dieses Buches.

Diese Offenbarung, die mir leider erst spät in meinem Leben zugekommen ist, hat mein Leben um 180 Grad verändert – zum Positiven! Denn nun konnte ich endlich nicht nur mich selbst besser verstehen, sondern auch mein Umfeld. Und aus diesem Verstehen konnte Verständnis erwachsen – vor allem auch mit meiner lebenslang mich begleitenden Depression und meinem immer wieder aufkommenden Wunsch, mein Leben zu beenden.

Wenn auch du mit dieser Anlage zur Welt gekommen bist und dir nun dessen klar wirst, bedeutet das nicht, dass sich damit automatisch deine Depression im Nu auflöst. Aber du kannst in der Annahme dieser Offenbarung um vieles besser damit umgehen, weil du nun weißt, wo du ansetzen kannst, um nach und nach dieses Ur-Trauma in die Heilung zu bringen. Und wenn du möchtest, begleite ich dich dabei auch mit meinem Online Kurs „Heile dein Verlust-Trauma als alleingeborener Zwilling“ – auch den Link zu meiner Produktseite findest du am Buchende.

Das Wichtigste bei diesem Heilungsprozess ist der Kontakt mit deinem früh heimgekehrten Zwilling (oder deinen Mehrlingen) am besten im „Dialog der Hände“, den ich dir hier auch in einem eigenen Kapitel erkläre; weil er noch viele andere wertvolle Anwendungsmöglichkeiten in Bezug auf deine Depression hat.

Deine andere Hälfte im Jenseits wird dich in diesem Selbstheilungsprozess wie eine Art Mentor begleiten und unterstützen, indem sie dich in deinem Selbstwert aufbaut und ermutigt, dein Potenzial zu entfalten. Und weil du dich dann nicht mehr so alleine fühlst, wird es dir auch leichter fallen, dich aus deiner Depression zu befreien.

Drei Wellen der Freiwilligen

Auch diese Anlage kann Ursache für hartnäckige Depressionen sein; und auch sie ist vermutlich häufiger als allgemein bekannt ist. Daher möchte ich dich hier darauf hinweisen, wenn du Depression aus eigener Erfahrung kennst – oder auch wenn du mit einem depressiven Angehörigen mitleidest.

In ihrem gleichnamigen Buch beschreibt Dolores Cannon diese drei Wellen der Freiwilligen; und beim Lesen sind mir gleich mehrere Lichter aufgegangen. Es war ein ähnlich wertvolles und berührendes Aha-Erlebnis wie die Offenbarung meiner Alleingeburt.

Dolores Cannon hat in unzähligen Hypnose-Sitzungen herausgefunden, dass sich diese drei Gruppen von Menschen auf Seelen-Ebene bereit erklärt haben, die Erde in ihrem Aufstiegs-Prozess in höhere Dimensionen zu begleiten und zu unterstützen. Dazu arbeiten sie vor allem als Helfer und Heiler – vielleicht kennst du den Begriff der „Lichtarbeiter".

Dazu nehmen sie einiges auf sich, dessen Schwere vor allem angesichts der Tatsache, dass sie aus sehr hochentwickelten Sphären stammen, gut nachvollziehbar ist – ebenso wie die sich daraus ergebende Neigung zur Depression.

Für diese Menschen ist das Leben auf unserem Planeten ausgeprägter Polarität mit all seiner Grobheit und Grausamkeit eine kaum zu erfüllende Aufgabe; und daher fühlen sich vor allem die Pioniere aus der ersten Welle ständig überfordert; und haben das Gefühl, nicht hierher zu gehören und den Wunsch möglichst rasch wieder in ihre ferne Heimat im Licht heimzukehren.

Kennst du dieses Gefühl des Nicht-hierher-Gehörens?

Diese Sehnsucht nach einer fernen Heimat, in der es viel liebevoller umgeht?

In der es keine Kriege und andere Abscheulichkeiten gibt wie hier?

Hier sind einige Indizien – merkst du die Ähnlichkeit zu jenen der Alleingeburt?

- Ausgeprägte Hochsensibilität und Hochsensitivität,
- außergewöhnliche Empathie,
- Hochspiritualität,
- besondere Liebesfähigkeit,
- Rückzugstendenzen,
- stetes Fremdheitsgefühl,
- dennoch ausgeprägtes Helfer-Syndrom,
- kann besser geben als nehmen
- und sich nicht gut abgrenzen,
- lebt daher lieber als Single;
- Depression und Suizidgedanken,
- ausgeprägte Kreativität und Vorstellungskraft,
- lebenslange Suche nach Antworten,
- hoher Leistungsanspruch,
- aber oft Selbstsabotage
- aufgrund von Selbstzweifeln
- und Selbstwertmangel,
- oft Verwirrtheit sowie
- ungreifbare Ängste…

Wenn dich diese Indizien berühren, dann lege ich dir dringend Dolores´ Buch ans Herz; denn es wird dir helfen, dich und dein Leben mit all seinen Herausforderungen besser zu verstehen. Und vor allem Nachsicht mit dir zu haben, wenn du dich zuweilen überfordert fühlst und den Eindruck hast, nicht hierher zu gehören – besonders wenn du zur ersten Welle der Freiwilligen gehörst.

Was dir in diesem Fall helfen kann, ist fürs Erste die Einsicht, dass du mit dieser Anlage auf die Erde gekommen bist. Dabei wird dir der „Dialog der Hände" (den ich dir in einem eigenen Kapitel erkläre) mit deiner Seele enorm hilfreich sein; denn sie wird dir bestätigen, dass du dir mit dieser Aufgabe nicht zu viel vorgenommen hast; sondern dir alles, was du dafür brauchst, zur Verfügung steht.

Im Augenblick, wo du erkennst, wer du in Wahrheit bist, kannst du dich nach und nach aus all der Selbstsabotage befreien, die dich bisher klein gehalten hat.

Dann heilt auch dein Selbstwertmangel und du kannst dein Potenzial entfalten und die Aufgaben, mit denen du hierhergekommen bist, in Würde und Selbstwürdigung erfüllen – aufrecht und dennoch demütig. Und dann bist du im Frieden mit dir und deinem Leben – kaum mehr beeinträchtigt durch Selbstzweifel und Depressionen.

Und nochmal, weil ich dieses Buch für mich so hilfreich fand: lies unbedingt Dolores Cannons Buch zu den drei Wellen der Freiwilligen!

Familiäre Depression

Nun kommen wir zu einer weiteren möglichen Ursache oder Wurzel für deine Depression – nimm einfach wahr, was meine Beschreibung in dir bewirkt.

Ist dir schon aufgefallen, dass es Familien gibt, in denen mehre Mitglieder depressiv sind?

Hier spielen mehrere Faktoren zusammen. Einerseits kann es in der entsprechenden Familie eine starke Last aus der Ahnenreihe geben – darauf gehe ich im nächsten Abschnitt näher ein.

Andererseits kommt aber auch hier das Gesetz der Resonanz zum Tragen: „Gleich und gleich gesellt sich gern". Dann sieht es so aus, als würden Seelen mit ähnlichen Lebensaufgaben zu einer Familie zusammenfinden.

Wenn es dabei um Depressionen geht, hat dies den Effekt, dass die einzelnen Betroffenen dieses Thema nicht nur an sich selbst erleben und ausagieren, sondern auch in der Spiegelung durch andere. So ist es möglich, diese Anlage und all das, was sie mit sich bringt, aus verschiedenen Gesichtspunkten und in ihren unterschiedlichen Aspekten zu erfahren.

Und das ist natürlich anders, als wenn es in einer Familie nur eine depressive Person gibt. Dann erlebt diese die Depression nur am eigenen Leib, während sie den Umgang anderer damit völlig unterschiedlich erleben kann.

Wobei hier oft auch noch eine Suchtthematik hinzukommt; und nicht selten auch Co-Abhängigkeit.

Wie sieht das bei dir aus?

Liest du dieses Buch, weil du selbst unter Depressionen leidest?

Oder liest du es, weil du besser mit einem depressiven Menschen in deinem Umfeld umgehen möchtest?

Und wie sieht das in deiner Familie aus?

Bist du der/die einzige Betroffene?

Oder bespielt ihr dieses Thema jeder/jede auf seine/ihre Art?

Ist Depression bei euch ein Familien-Thema?

Vielleicht sogar eine Art Familien-Kitt, der euch zusammenhält?

Geht ihr ähnlich damit um?

Oder spielt jeder/jede seine/ihre eigene Variante?

Und ist bei euch auch Sucht ein Thema?

Alkohol oder andere Drogen?

Oder auch Arbeits-Sucht: also flüchtet eine/r von euch in die Arbeit?

Während ein anderes Familienmitglied vielleicht andere Süchte auslebt?

Spielt bei euch Co-Abhängigkeit eine Rolle?

Dann stellt sich natürlich die Frage, wie du selbst deine Depression – vielleicht mitsamt der damit verbundenen Sucht – meistern kannst. Allein das kann heilsam wirken für dein Umfeld; wenngleich du anderen nur bedingt helfen kannst, ihre Depression zu meistern.

Aber was immer wir an uns heilen, heilen wir zugleich auch in der Welt, weil wir unseren Heilungsprozess und unsere Heilungserfahrungen in die Akasha-Chronik, also das morphogenetische Feld der Erde einspeisen.

Für diesen Selbstheilungsweg findest du hier reichlich Tipps; allerdings mag er im Fall von familiärer Depression mit mehreren Betroffenen vielleicht noch anspruchsvoller sein, als wenn du das einzige depressive Familienmitglied bist.

Denn wenn nur du davon betroffen bist, hast du zwar vielleicht ein Gefühl von Ausgeschlossenheit und Nicht-Zugehörigkeit, was die Depression noch verstärken kann. Aber du wirst nicht ständig mit all den Spiegelungen konfrontiert und nicht immer wieder aufs Neue getriggert.

Wobei es auch hier unterschiedliche Ausformungen gibt, denn die depressiven Partner (oder Familienmitglieder) können immer oder weitgehend gemeinsam schwingen: das heißt, entweder sie fallen immer wieder zeitgleich in die Depression; oder sie schwingen kontrazyklisch, sodass jeweils einer depressiv ist, während es dem anderen gut geht. Beides hat seine Tücken.

Was bedeutet das jeweils?

Unabhängig davon, wie das bei dir ist, stell dir beide Varianten vor:

Du bist gerade deprimiert und dein Gegenüber auch – das bedeutet, dass ihr beide massiv unter Stress steht. Was das bedeutet, habe ich dir ja bereits erklärt: ihr beiden agiert und reagiert aus dem Höhlenmenschen-Modus und könnt einander weder Verständnis entgegen bringen, noch aus dem Sumpf ziehen – so seid ihr in einem Teufelskreis gefangen und triggert euch gegenseitig.

Wenn ihr andererseits kontrazyklisch schwingt, dann ist zumindest immer einer von euch beiden in der Lage als Homo Sapiens Sapiens zu reagieren und kann (wenn er dazu reif genug ist) Verständnis haben mit seinem Gegenüber; und diesem vielleicht sogar die Hand reichen, damit es rascher wieder in seine Mitte findet.

Trigger sind Schlüsselreize mit denen alte Traumata aktiviert werden und eine Reaktion ausgelöst wird, die aus der Situation selbst meist nicht rational zu erklären ist – und zwar sowohl in ihrer Art und Weise als auch in ihrer Intensität. Die jedoch verständlich wird, wenn man die meist tief im Unbewussten verborgene Ursache kennt.

Ich muss wohl nicht eigens betonen, dass ich im Zusammenhang mit der Auslösung alter Trigger in keinem der beiden Partner einen „Schuldigen“ sehe.

Natürlich gibt es Menschen, die gezielt in den Wunden ihres Du bohren, nachdem sie diese entdeckt haben. Aber generell nehme ich eher an, dass wir die Trigger unseres jeweiligen Du unabsichtlich auslösen – also liegt darin auch keine „Schuld“. Wobei mir dieser Begriff ohnehin nicht besonders gefällt, daher steht er auch unter Anführungszeichen – ich spreche generell lieber von Verantwortung.

Aber oft sind wir nicht einmal dafür verantwortlich, weil wir viele alten Wunden unseres Du gar nicht kennen. Das ändert sich natürlich in einer längeren Partnerschaft, wenn wir bewusst leben – und dazu haben depressive Menschen zumindest im Intervall zwischen ihren dunklen Phasen meist die Fähigkeit und Bereitschaft.

Aber während einer depressiven Phase, kann es sein, dass wir in eine Falle tappen, die wir nicht als solche erkannt haben – und dann triggern wir unser ebenso deprimiertes Gegenüber, was dann oft überempfindlich reagiert und wiederum uns verletzt, was uns weiter triggert und zu einer verletzenden Reaktion bringt…

Daher finde ich es so wichtig, diese Mechanismen zu erkennen. Denn wenn wir jeweils synchron „abstürzen“, dann ist es umso wichtiger, darauf zu achten, dass wir nicht in diesen Trigger-Teufelskreis gelangen, indem wir uns gegenseitig immer noch weiter traumatisieren.

Ich fände es gut, wenn wir unserem Gegenüber eine Art Beipack-Zettel zu uns geben; also eine genaue Gebrauchsanleitung zur Art und Weise, wie wir ticken und wovon wir getriggert werden. Wobei auch das keine Gewähr sein muss, denn viele unserer Trigger kennen wir nicht einmal selbst.

Daher kann oft auch die Person, bei der der Trigger ausgelöst wird, nichts dafür. Denn diese Wunden entstehen oft schon in sehr jungen Jahren und bleiben meist im Unbewussten verborgen – das kann beispielsweise die Alleingeburt nach Zwillings-Verlust sein.

Ein solches Trauma kann – etwa während einer depressiven Phase – von einem ahnungslosen Gegenüber aktiviert und damit deutlich werden. Und das kann sehr fatal sein, weil dann beide von einer überschießenden Reaktion überrascht werden, die keiner nachvollziehen kann. Dennoch ist so etwas sehr wertvoll, weil diese uralten Wunden erst dann geheilt werden können, wenn sie bekannt sind.

Im ersten Moment können wir also gar nichts dafür, wenn wir auf die Auslösung eines Triggers reagieren – je tiefer die Wunde sitzt, umso heftiger wohl. Denn umso größer ist der Stress – und umso mehr Stresshormone werden ausgeschüttet.

Vielleicht sollte ich dich an dieser Stelle erinnern, dass unter der Wirkung deiner Stresshormone deine Gehirnrinde, also dein Homo Sapiens Sapiens Gehirn ausgeschaltet ist. Und im Höhlenmenschen-Modus ist eine bewusste Entscheidung für eine vernünftige, der Situation angemessene Reaktion gar nicht möglich.

Aber wir können – mit dem nötigen Abstand – sehr wohl etwas dagegen tun.

In dem Augenblick selbst, in dem eine solch alte Wunde oder auch Narbe aufgerissen und damit aktiviert wird, wird es uns wohl kaum möglich sein, diese gleich zu heilen. Aber wenn erst einmal der erste Stress gelöst ist, dann gilt es, die zutage getretene Schwachstelle möglichst rasch zu erkennen – und dann auch zu heilen.

Beispielsweise mit „EFT“ – der „Emotional Freedom Technique“ von Gary Craig, die ich dir hier auch zeige.

Diese Technik aus der energetischen Psychologie eignet sich hervorragend, um emotionalen Stress – und damit eben beispielsweise Trigger – zu lösen.

Wenn also während einer depressiven Phase ein solcher Trigger ausgelöst wird, ist es im Augenblick selbst kaum möglich, klug zu reagieren. Aber wenn die beiden Partner kontrazyklisch schwingen, dann kann die den Trigger auslösende Person trotz der teilweise heftigen und meist auch recht irrationalen Abwehr-Reaktion ihres Du entspannt bleiben und liebevoll reagieren.

Womit er sich natürlich leichter tun wird, wenn er die Ursache, die dahintersteckt, kennt. Eine solche liebevoll nachsichtige Reaktion mag oft augenblicklich Heilung bringen – selten sogar ohne die zugrundeliegende Ursache aufdecken zu müssen.

Ich habe mehrfach die Erfahrung gemacht, dass Liebe uralte Wunden heilt – oft sogar ohne dass wir sie unbedingt noch einmal „anschauen“ müssen.

Wenn die den Trigger auslösende Person es schafft, die zuweilen explosive Reaktion der getriggerten Person nicht persönlich zu nehmen, dann kann sie in diesem Moment unbeleidigt erkennen, dass die geliebte Person bloß „wie ein verwundetes Tier“ reagiert.

Und wenn sie diese dann liebevoll in die Arme nimmt und tröstet, kann wirklich Heilung geschehen – zumindest ein Schritt in Richtung Heilung. Und mit jedem Mal, wo dies gelingt, können die alten Wunden heilen.

Wobei es sicher sinnvoll ist, die Entstehungsmechanismen dieser Trigger zu erkennen und zu verstehen. Eben zum Beispiel den frühen Verlust eines Zwillings – oder auch früher Missbrauch.

Aber leider ist es oft so, dass die Reaktion des verletzten Partners wiederum einen Trigger beim anderen auslöst –

speziell eben, wenn beide jeweils gemeinsam in die Depression „abstürzen“ –; sodass sich die Situation immer weiter aufschaukelt.

Und ein solcher Teufelskreis passiert oft gerade in Familien, in denen die Mitglieder ja meist stark in Resonanz miteinander schwingen – und daher oft auch in ihren Triggern „verschränkt“ sind, um die Terminologie der Quantenphysiker zu nützen.

In einem solchen Fall ist im Moment selbst wohl nicht viel zu ändern, weil beide massiv unter Stress stehen und ihre höheren Hirnzentren ausgeschaltet sind. Aber im Nachhinein mit etwas Abstand, weil sich die Wogen wieder geglättet haben, empfehle ich liebevolle offene Gespräche, um zu klären, was da eben explodiert ist.

Und wenn beide Teile einer Beziehung bereit sind, all das zu bespielen, was sich an Hürden und Herausforderungen bietet, kann dies wunderbar funktionieren.

Lass mich dir ein Beispiel zur Illustration bringen, damit dir meine Gedanken greifbarer werden:

Person A wurde in der Kindheit immer wieder mit Liebesentzug bestraft. In einer depressiven Phase wird sie also besonders anlehnungsbedürftig und reagiert heftig – je unbewusster diese Wunde ist umso heftiger – auf jede Reaktion von Person B, die ihre Angst vor neuerlichem Liebesentzug triggert.

Nehmen wir an, Person B hat die Tendenz, sich in sich selbst zurückzuziehen, wenn es ihr schlecht geht. Dies lässt bei einem Menschen, der in der Kindheit nicht die Liebe und Zuwendung erfahren hat, die er gebraucht hätte, um ein gesundes Vertrauen zu entwickeln, die Alarmglocken schrillen. Denn in seiner Depression kann er gar nicht anders, als diesen Rückzug persönlich zu nehmen und auf sich zu beziehen – was seine Depression noch weiter vertieft.

Und weil solche Menschen nicht selten zu Suizidgedanken neigen, könnte Person A auf den Rückzug von Person B reagieren, indem sie mehr oder weniger direkt ihre Todessehnsucht anspricht.

Wenn Person B nun beispielsweise schon einmal ein Du durch Tod verloren hat – wodurch auch immer dieser ausgelöst wurde –, werden nun wiederum bei dieser die Alarmglocken läuten. Daher kann sie nicht mit der Zuwendung und nachsichtigen Liebe reagieren, die Person A augenblicklich beruhigen würde; sondern sie wehrt sich und legt noch eines drauf, indem sie sich noch weiter zurückzieht.

Woraufhin A noch weiter in Panik gerät und noch mehr Zuwendung braucht, was Person B in ihrem Rückzugswunsch noch mehr überfordert…

In einer solchen Situation selbst wird es wohl nicht so leicht sein, einander die nötige Nachsicht und Toleranz entgegenzubringen, die es bräuchte, um spontan den Knoten zu lösen. Aber wenn die beiden nach dieser Episode in einem ruhigen Moment ihre jeweiligen sensiblen Themen aufgreifen und offen darüber sprechen, kann dies die nächste Episode entstressen.

Und wie gesagt: „EFT" wird dabei gute Dienste erweisen.

Denn wenn dann wieder einmal eines der beiden Themen aktuell wird – und damit automatisch das damit „verschränkte" Thema der anderen Person aktiviert wird –, mag der Austausch um vieles stressfreier ablaufen. Vielleicht nicht gleich beim ersten Mal, aber mit der nötigen Bewusstheit beider kann es nach und nach immer leichter werden, diese Trigger zu meistern.

Person A wird dann nicht mehr bei jeder Gelegenheit anspringen, bei der es um Rückzug innerhalb einer liebevollen Beziehung geht. Und wenn dies doch einmal der Fall ist, wird Person B mehr Verständnis haben für die Reaktion ihres Du. Sie nimmt diese nicht mehr persönlich, weil ihr nun klar ist, worum es hier tatsächlich geht. Und sie wird das Verhalten von Person A nicht mehr als klammernde Überforderung oder manipulative Erpressung empfinden, sondern als Folge frühkindlicher Erfahrungen, die mit zunehmendem Vertrauen überflüssig werden darf.

Dieses Beispiel mag dir verdeutlichen, wie solche „verschränkten" Trigger in einer depressiven Familie oder Partnerschaft funktionieren. Und gerade wenn die Atmosphäre in dieser Familie an sich gut ist, wird wohl beiden daran gelegen sein, die alten Wunden zu heilen – und neben klarer Bewusstheit ist Liebe meiner Ansicht nach immer die Lösung und das Heilmittel und der Weg in die Harmonie.

Aber so lange wir unter Stress stehen, sind uns weder unsere Bewusstheit noch unsere Liebe zugänglich – und je intensiver unser Stress ist, umso weniger. Wenn wir unter dem Einfluss unserer Stresshormone schwingen, sind wir auf Kampf oder Flucht eingestellt – nicht auf Liebe.

Wenn der Säbelzahntiger unseren Vorfahren den Höhlenmenschen bedroht hat, dann war für Liebe verständlicher Weise nicht viel Raum. Allerdings sind Säbelzahltiger selten geworden ☺. Und das Schöne daran ist, dass unsere Liebe fast automatisch wieder in Fluss kommen kann, sobald wir es schaffen, uns aus unserem Stress zu befreien.

Welche Form familiärer Depression lebst du?

Erkennst du dich in meiner Schilderung wieder?

Und hast du schon ähnliche Teufelskreise erlebt?

Depression aus der Ahnenreihe

Depression – wie letztlich jegliches Thema – kann sich jedoch nicht nur als Familien-Thema zeigen, sondern auch eine ganze Ahnenreihe betreffen. Dies lässt dann darauf schließen, dass irgendwann in einer früheren Generation etwas besonders Traumatisches und Traumatisierendes geschehen ist, dass bei einem Teil Nachfahren lange nachwirkt.

In einem solchen Fall ist es hilfreich, sich irgendeiner Form der Ahnenarbeit zu widmen; und tatsächlich ist transgenerative Heilung möglich. Auch dazu habe ich inspirierende Gespräche mit Experten auf meinem YT Kanal „Galaktische Botschaften der Liebe" veröffentlicht. Sieh sie dir an, wenn du das Gefühl hast, Depression war auch schon bei deinen Vorfahren ein Thema.

Auch hier – wie überall, wo Dinge nicht so greifbar erscheinen – kann dir der „Dialog der Hände" mit deiner Seele zur Klärung dienen.

Aber es empfiehlt sich auch, mit älteren Verwandten (so diese noch leben) zu sprechen, um zu erfahren, ob Depression auch früher schon ein Thema war; ob es also auch schon depressive Vorfahren gegeben hat – vielleicht sogar Suizide. Wobei es hier angezeigt ist, intensiver nachzufragen, denn Suizide bei den Vorfahren werden gern unter den Teppich gekehrt.

Wenn es so etwas gegeben hat, dann ist leicht nachvollziehbar, dass dies auch auf die Nachfahren nachwirkt – wobei dann oft ein Familienmitglied die Rolle des „schwarzen Schafes" übernimmt und diese Anlage auslebt, während die anderen frei davon sind. Es sei denn, es handelt sich um eine weiter verbreitete familiäre Depression.

Depression aus anderen Leben

Nun kommen wir zu einem speziellen Thema, der Reinkarnation. Wenn du nicht an die Möglichkeit der Wiedergeburt glaubst, dann wird dich diese mögliche Ursache für deine Depression möglicherweise nicht ansprechen. Aber wenn das für dich eine Option ist, dann kannst du auch diese Möglichkeit ins Auge fassen.

Ich habe früher recht viele Rückführungen mit Menschen gemacht, die mich darum gebeten haben, ihnen zu helfen, die Ursachen für aktuelle Probleme zu erkennen. Und dabei durfte ich die spannendsten Erfahrungen machen, die nicht nur interessant und berührend, sondern auch durchaus hilfreich waren.

Heute spreche ich allerdings lieber von Hinüberführungen, weil ich nicht mehr an die Linearität der Zeit glaube. Das heißt, für mich leben wir all die verschiedenen Leben "zeitgleich" in einem „ewigen Jetzt". So wie in einem Buch ja auch die gesamte Handlung in allen Kapiteln bereits präsent ist, auch wenn man es nach und nach liest.

Und wenngleich wir meist keinen Einblick in andere Leben haben – es sei denn in einer Rück- oder Hinüberführung –, so gibt es doch nicht selten gegenseitige Einwirkungen.

Für mich persönlich ist das nicht bloße Theorie, sondern ich erlebe immer wieder bewusst Einflüsse aus parallelen Zeitlinien; und ich bin überzeugt, dass ich nicht die Einzige bin. Möglicherweise werden mir Dinge bewusst, die andere nicht wahrnehmen, weil ich besonders aufmerksam darauf achte.

Beispielsweise kenne ich allzu gut das Phänomen, dass mich eine Depression aus heiterem Himmel „überfällt" – ohne direkten Anlass und eigentlich grundlos. Dann kann ich davon ausgehen, dass ich diese depressive Verstimmung übernommen habe. Und das kann von einer Person aus meinem Umfeld sein oder eben von einem parallelen Selbst.

Und das gilt natürlich nicht nur für Depressionen, denn meiner Erfahrung nach gibt es ständig einen regen Austausch zwischen den unterschiedlichen Zeitlinien.

Natürlich schüttelt auch meine linke Gehirnhälfte dazu den Kopf und meint, dies wäre Unsinn. Aber das bedeutet für mich nicht, dass es tatsächlich Unsinn ist; sondern bloß, dass meine linke Gehirnhälfte nicht den nötigen Weitblick hat, solche Phänomene wahrzunehmen – dennoch wirken sie, also füge ich mich und akzeptiere auch das, was ich (noch?) nicht verstehen oder erklären kann.

Es kann also sein, dass du gerade eine depressive Phase erlebst, weil du diese Gestimmtheit von einem deiner parallelen Selbste übernommen hast; etwa weil du in diesem Augenblick diesem anderen Seelenfunken (meist für dein Ego unbewusst) seinen Kummer abnimmst.

Auch in solchen Fällen könntest du den „Dialog der Hände“ nützen, um mit deinem parallelen Selbst in Kontakt zu treten und ihm vielleicht Ressourcen anzubieten, die dir aktuell zur Verfügung stehen, deinem anderen Ich aber nicht. Vielleicht sogar das, was du in diesem Buch als für dich Hilfreiches entdeckt hast ☺.

Ich liebe es dafür, mit der Quantenwelle zu spielen: dazu bitte ich meine Seele, diesen transpersonalen Transfer in Gang zu setzen. Das geschieht in einer Art von Informationsübertragung ähnlich wie bei der Telepathie zwischen zwei Menschen. Eine solche Übertragung kann es aber auch spontan im Hier und Jetzt geben. (Wenn du mehr darüber erfahren möchtest, empfehle ich dir meinen Online-Kurs oder eines meiner Bücher zu diesem Thema.)

Depression aus Empathie

Dabei kannst du – bewusst oder unbewusst – die depressive Gestimmtheit einer anderen Person übernehmen. Dazu muss sich diese gar nicht unbedingt in deiner Nähe befinden; allerdings schwingt diese vermutlich mit dir in Resonanz, damit dieser Energietransfer funktioniert.

Wir haben immer wieder gehört, dass die Witwen im Krieg getöteter Männer genau und meist sogar zeitgleich gespürt haben, wenn ihr Mann gefallen war.

Und im Pawlow Institut in Moskau wurden Versuche mit Ratten gemacht, bei denen die Rattenkinder den Stress ihrer Mutter auch dann wahrgenommen haben, wenn man sie weit von dieser weggebracht hatte.

Diese Einfühlung – Empathie – funktioniert natürlich besonders bei starker Resonanz; wie sie zwischen Liebenden herrscht, wie etwa auch bei Zwillingen.

So kannst du dich auch diesbezüglich fragen, woher deine plötzliche und aktuell scheinbar grundlose Depression kommt. Vielleicht hast du sie nicht von einem parallelen Selbst übernommen, sondern von einer anderen, dir nahestehenden Person, der es gerade nicht gut geht.

Dann halte am besten inne und frage dich, wer dir bei dieser Frage in den Sinn kommt. Und wenn möglich, kannst du dies sogar überprüfen, indem du diese Person anrufst und fragst, wie es ihr gerade geht.

Und wenn du dann eine meiner Empfehlungen anwendest, heilst du nicht nur deine – empathisch übernommene –, sondern bis zu einem gewissen Grad auch die Depression der anderen Person.

Depression aus dem Feld

Und natürlich können wir auch Depressionen aus dem morphogenetischen Feld der Erde übernehmen – das sind dann nicht Depressionen einzelner Menschen, sondern so etwas wie Depressions-Felder, die aus einem Bereich der Erde stammen, in denen gerade schwere, belastende und schmerzhafte Erfahrungen gemacht werden.

Gerade aktuell gibt es so viel Leid auf dieser Welt, dass es kein Wunder ist, wenn wir – besonders als hochsensible und hochsensitive Menschen – uns von diesem Leid mitfühlend anstecken lassen.

Auch diese Depressionen schleichen sich scheinbar aus dem Hinterhalt an, was ihnen nicht unbedingt die Schärfe nimmt – zumindest bis wir uns der Quelle bewusst werden und hinterfragen, wo die aktuelle Depression herkommt; wenn es dafür keine plausible Erklärung aus dem eigenen Leben gibt.

Auch dann empfehle ich dir, eine der Techniken zu nützen, die ich dir in diesem Buch zeige. Denn diese wird in erster Linie dir helfen, dich aus der depressiven Verstimmung zu holen; aber sie mag auch dort, wo sie herkommt, heilsam wirken – wie sehr, liegt nicht in deiner Macht, sondern es ist wie eine Art Angebot, das du machst und das angenommen werden darf.

Da ist auch der Grund, warum ich mich nicht – wie viele andere – weigere, mir Nachrichten anzusehen. Wenn ich gerade in meiner Mitte bin, kann ich zumindest das, was mir bei diesen verstörenden Bildern möglich ist, einbringen: ich kann Liebes-Energie hinschicken und die Geistige Welt bitten, diesen Prozess mit heilsamer, kosmischer Energie zu verstärken.

Neben mehr oder weniger empathischen (also einfühlsamen) Menschen – die im Grunde alle sind, weil ja alle Spiegelneuronen im Gehirn haben – gibt es auch die Variante der Empathen. Das ist quasi die Steigerungsform und bedeutet, dass sich Menschen mit dieser Anlage besonders schlecht abgrenzen können.

Und wenn du mit dieser Anlage zur Welt gekommen bist, wirst du all das, was ich in den letzten Kapiteln geschildert habe, gut nachvollziehen können – denn dann kennst du vermutlich die unterschiedlichen Möglichkeiten der Übernahme einer Depression.

Und dann spricht viel dafür, dass du ein alleingeborener Zwilling bist, weil diese Kombination sehr häufig ist – und dann solltest du darauf achten, dich energetisch zu schützen – und zwar speziell für unbewusste Übernahme fremder Depressionen.

Schütze dich, indem du dich in ein Art Lichtkokon einhüllst, der dich vor all dem schützt, was dir nicht bekömmlich ist – einerseits, bevor du an Orte gehst, wo viele Menschen unterwegs sind; andererseits auch dann, wenn es gerade besonders viel Leid auf der Welt gibt. Denn dann kannst du dich allzu leicht energetisch „anstecken“, ohne dass es dir bewusst wird.

Und dann bist du dem weit mehr ausgeliefert und kannst viel schlechter damit umgehen, als wenn du dich bewusst einbringst, um anderen etwas abzunehmen. Dann kannst du dies an dir heilen; und damit zugleich auch bis zu einem gewissen Grad am anderen – und an der Welt.

Befreie dich aus deiner Depression!

Bisher habe ich dir vor allem Erklärungen geliefert und hoffe, dir so manches Aha-Erlebnis beschert zu haben. Nun wenden wir uns meinen Empfehlungen zu – dem, was mir hilft, meine Depression zu lindern und zu meistern; und was auch dir helfen wird, wenn du es anwendest.

Zuerst werde ich dir zeigen, wie du deine Vorstellungskraft einsetzt, um dich aus deiner Depression zu befreien. Eigne dir diese Techniken so an, dass sie zum Automatismus werden – so wie du vermutlich automatisch Desinfektionsmittel und ein Pflaster holst, wenn du dich geschnitten hast und stark blutest.

Dann sehen wir uns gemeinsam an, wie du Atmung, Entspannung und Meditation (vor allem im Theta-Zustand) nützen kannst, um deine Depression zu meistern.

EFT hatte ich dir schon angekündigt, also gehen wir auch darauf näher ein und ich zeige dir zwei verschiedene Möglichkeiten, diese Technik einzusetzen.

Weiters zeige ich dir, wie du bewusst deine Glückshormone mobilisierst – als die besten Gegenspieler der Stresshormone, die dich in der Depression gefangen halten, stehen sie dir jederzeit zur Verfügung, wenn du weißt, wie du sie freisetzt.

Und last but not least erkläre ich dir den „Dialog der Hände“, den du mehrfach einsetzen kannst, um vor allem die Ursachen deiner Depression zu erkennen und dich daraus zu befreien.

Depression und Vorstellungskraft

Eine der wichtigsten Ressourcen, die wir zur Verfügung haben – generell, aber speziell zur Befreiung aus unserer Depression – ist unsere Vorstellungskraft.

Wie ich bereits erwähnt habe, kann unser Gehirn nicht unterscheiden, ob wir etwas „real erleben" oder „uns nur vorstellen" – die Wirkung ist laut neuesten Forschungen dieselbe.

Das bedeutet, dass du dein Gehirn auch umprogrammieren kannst, indem du „bloß" mit heilsamen Vorstellungen spielst; weil du auch damit neue Hirnbahnen aufbaust und neue Synapsen (Nervenzell-Verbindungen) knüpfst.

Dies wird dir allerdings nur im Status eines Homo Sapiens Sapiens gelingen; also dann, wenn deine höheren mentalen Zentren (deine Hirnrinde) aktiv und deine beiden Hemisphären gut integriert sind. Wofür du mit der „energetischen Hirnaktivierung" sorgen kannst.

Du kannst deine Vorstellungskraft auf die unterschiedlichsten Arten nützen. Ich zeige dir hier zwei Techniken, die dich zu eigenen Ideen anregen mögen – lass deine Kreativität spielen!

Mit diesen und ähnlichen Bildern solltest du immer wieder und vor allem im Intervall (also wenn es dir gut geht) spielen, weil dir deine Kreativität in der Glücks-Chemie besser zugänglich ist. Und je besser du damit vertraut bist, umso eher sind sie dir auch inmitten einer Depression zugänglich.

Vor allem das Abheben in die Beobachter-Position kannst du dir so antrainieren, dass es dir auch dann zugänglich ist, wenn du merkst, dass es „bergab" geht; ja sogar, wenn du „im Sumpf" gelandet bist – nur gilt es, daran zu denken und dich dessen als wert zu erachten.

Abheben in die Beobachter-Position

Die Beobachter-Position solltest du dir immer wieder während deines Alltags gönnen, denn sie löst so manchen Stress ganz von selbst; aber sie hilft dir auch, besser mit Stressoren umzugehen, die sich nicht so leicht lösen lassen – wie beispielsweise deiner Depression.

Ziel dabei ist es vor allem, dich aus dem einschränkenden Bann deines Überlebenszentrums zu befreien und in deiner Vorstellung abzuheben, um in den Homo Sapiens Sapiens Modus zu gelangen.

Dazu kannst du dich einiger neuer Einsichten aus der Bewusstseinsforschung und der Hirnphysiologie bedienen. Dabei geht es einerseits darum, destruktive Verbindungen in deinem emotionalen Gedächtnis zu lösen. Andererseits nützt du die Energie deiner Aufmerksamkeit, um dich auf eine höhere Schwingungsebene zu heben; wo du Zugang gewinnst zu einer neuen, konstruktiveren, lebensbejahenderen und liebevolleren Einstellung – die dir unter anderem auch hilft, besser mit deiner Depression umzugehen.

Du kannst dir das so ähnlich vorstellen, wie das Einstellen deines Radioempfängers auf die Frequenz, auf der dein gewünschtes Programm gesendet wird. Es macht nicht viel Sinn, dich zu ärgern und das Empfangsgerät an die Wand zu werfen, nur weil du ein grausiges Rauschen und Kratzen hörst; anstatt das Herz erwärmende Violinkonzert, die aktuellen Nachrichten oder den interessanten Vortrag. Und du würdest das mit deinem Radio auch nicht tun, sondern einfach die Frequenz feiner einstellen.

Und genau das kannst du im Prinzip auch mit deiner persönlichen Schwingung, auf die du ja Einfluss hast; wenngleich es nicht immer ganz einfach sein mag, dich aus uralten einschränkenden Mustern zu befreien. Aber im Abheben in die Beobachter-Position geht das gut.

Wünschst du dir ein paar theoretische Grundlagen als um motiviert zu sein, deinen inneren Schweinehund zu zähmen?

Dann lies weiter – ansonsten blättere einfach weiter.

Emotionales Gedächtnis

Unser emotionales Gedächtnis ist eine Funktion unseres Gehirns, über die bestimmte Reize eine Emotion hervorrufen. Positiv äußert sich dies beispielsweise, wenn wir bei der Betrachtung eines Bildes, das wir mit schönen Erinnerungen verbinden, diese Emotionen erneut spüren.

Wir können uns aber auch umkonditionieren; und dann löst beispielsweise die ursprünglich schöne Erinnerung durch ein Bild mit einem Ex-Partner Schmerz aus, weil die Beziehung mittlerweile vorbei ist. Umgekehrt können wir aber natürlich auch negative Konditionierungen umprogrammieren.

Negativ verbinden wir bestimmte Reize mit Situationen, in denen wir schlechte, schmerzhafte oder ängstigende Erfahrungen gemacht haben. Wobei der Reiz gar nicht unbedingt direkt mit der tatsächlichen Situation in Verbindung stehen muss. Denn es reicht, wenn wir die Erfahrung simultan mit dem Reiz gemacht und in dieser Kombination abgespeichert haben – ähnlich dem bereits erwähnten Pawlow'schen Reflex. Psychologen sprechen von einem Trigger.

Dabei es ist nebensächlich, wie objektiv das Erlebnis bewertet wird; es zählt immer der subjektive Erlebniswert des Betroffenen. So können aufgrund der Funktionsweise unseres Gehirns schon die kleinsten Kränkungen individuell verheerende Auswirkungen haben.

Unser Gehirn hat im Laufe der Evolution verschiedene Überlebensstrategien entwickelt, die immer noch in uns wirken; wiewohl wir in einer modernen Gesellschaft leben, in der diese Überlebensmechanismen zu einem großen Teil obsolet sind. Im Zentrum unseres Homo Sapiens Sapiens Gehirns haben wir immer noch unser „Höhlenmenschen-Gehirn".

Ist dir schon einmal aufgefallen, dass die meisten Menschen im Fahrstuhl das Reden einstellen und betreten um sich schauen?

Sobald die Türe jedoch wieder aufgeht, entspannt sich die Lage. Das macht auf der logischen Ebene keinen Sinn, evolutionsbiologisch ist es jedoch verständlich, sich in einem engen und geschlossenen Fahrstuhl unwohl zu fühlen. Aus der Sicht eines Höhlenmenschen brauchen wir genügend Territorium um uns herum und einen Ausweg, um sozialen Konfrontationen entgehen zu können. Wir sind also lang nicht so unabhängig von unseren Empfindungen und der Funktionsweise unseres emotionalen Gehirns, wie wir oft annehmen.

Ähnlich abhängig sind wir von unserem – auch unbewusstem – Gedächtnis. Selbst dann, wenn wir auf der logischen Ebene denken, wir hätten bestimmte Lebensereignisse adäquat verarbeitet, können uns diese Erfahrungen immer noch unbewusst belasten, weil sie in unserem emotionalen Gedächtnis gespeichert sind. Indiz dafür sind oft Träume, die sich mit all dem beschäftigen, was wir für längst verarbeitet halten.

Und diese Tatsache ist auch in Bezug auf unsere Depression relevant. Ein Beispiel dafür ist der frühe Verlust eines Geschwisters, der ein Ur-Trauma darstellt, das durch allerlei Erfahrungen getriggert werden kann: Verluste, Verlassen- oder Vergessen-Werden, Tod oder schwere Krankheit im Umfeld, aber auch Zurückweisung oder Abwertung…

Wenn wir eine sehr unangenehme Situation erleben (etwa von einem anderen Menschen bloßgestellt werden und uns entsetzlich schämen), dann wird diese Information als Kombination von Erlebnis mitsamt den begleitenden Sinneseindrücken in der entsprechenden Situation in unserem limbischen System abgespeichert.

Ist es dir schon einmal passiert, dass dir beim Zahlen an der Kassa im Supermarkt klar wurde, dass du zu wenig Geld mit dabei hast; weil du vergessen hattest, deine Brieftasche aufzufüllen?

Und dass dann die Kunden nach dir deutlich merkbar ihren Unwillen kund taten – teils mit Verachtung, teils mit Schadenfreude, teils im Mitleid mit dir –, weil sie durch dein Missgeschick etwas länger warten mussten?

Wenn ja, dann weißt du, wovon ich spreche. Und dann kannst du vielleicht auch nachvollziehen, dass nach diesem Ereignis das Anstellen bei der Kassa Unlustgefühle auslösen kann – auch ohne die bewusste Erinnerung an dieses beschämende Ereignis.

Wenn nein: kannst du vermutlich allein im Hineinfühlen in eine Person, der so etwas passiert, die Peinlichkeit und Scham mitfühlen, nicht wahr? Deine Spiegelneuronen machen es möglich. Forscher haben kürzlich sogar festgestellt, dass schon wenige Wochen nach einem Trauma eine in der Magnet-Resonanz-Tomographie (MRT) nachweisbare Veränderung der Hirnaktivität stattfindet.

An sich dienen solche im Gehirn abgespeicherten Informationen dazu, uns in Zukunft vor neuerlichen unguten Erfahrungen dieser Art zu schützen. Dann wird die Erinnerung vom Bewusstsein zwar verdrängt, um uns nicht ständig zu belasten; aber unbewusst reagieren wir mit einem Vermeidungsverhalten und verschiedenen Symptomen, die viele unterschiedliche Gesichter haben können.

Aber da das Bewusstsein einen Bogen um die Thematik macht, scheitern viele Therapien; und sogar dann, wenn im Laufe einer rational basierten Therapie ein Konflikt gefunden wird, heißt dies nicht unbedingt, dass dieser durch das Besprechen im Wachzustand emotional auch wirklich gelöst werden kann. Gesprächstherapien laufen ja vor allem in der Großhirnrinde ab (wo das rationale Denken stattfindet) und wirken meist kaum auf der Ebene des limbischen Systems.

Ereignisse, die mit starken Emotionen verbunden sind, bleiben übrigens länger im Gedächtnis hängen – vor allem wenn diese negativ waren. Im Kapitel zum Gehirn gehe ich näher darauf ein. Beispielsweise wissen die meisten von uns heute noch genau, unter welchen Umständen wir die Nachricht von „Nine Eleven" erfahren haben.

Zuständig für die emotionale Bewertung von Reizen und für die Verknüpfung von Ereignissen mit Emotionen ist die Amygdala (der Mandelkern). Gemeinsam mit dem Hippocampus (auch ein Teil unseres emotionalen Gehirns) ist sie quasi der „Wächter der Erinnerungen" und in dieser Funktion zuständig für die Entscheidung, ob Inhalte aus dem Kurzzeit- in das Langzeitgedächtnis überführt werden: dies wird als „Konsolidierung" bezeichnet.

Je stärker eine Emotion ist, desto mehr Botenstoffe werden ausgeschüttet (positiv Dopamin, Serotonin, Oxytocin; negativ Adrenalin und Noradrenalin). Diese beeinflussen die Signalübertragung zwischen den Nervenzellen, indem bestehende Rezeptoren verstärkt und neue gebildet werden. Also gibt es mehr Synapsen und erhöhte Zellaktivität und daher intensivere Informationsübertragung. Dies ist der zentrale Mechanismus der Gedächtnisbildung.

Chronischer Stress – etwa auch bei depressiven Menschen – lässt Nervenzellen im Hippocampus absterben.

Daher ist die Stärkung des Erinnerungsvermögens durch positive Emotionen – Lernen durch Belohnung – immer besser. Lob, Anerkennung, Bewunderung, Achtung, Bestätigung und Wertschätzung fördern sowohl die Motivation als auch dauerhafte Gedächtnisbildung über den Aus- und Umbau der synaptischen Verbindungen zwischen den gerade aktiven Nervenzellen.

Daher ist es auch kontraproduktiv, unzufrieden zu sein oder dir Vorwürfe zu machen, weil du „schon wieder" in eine Depression gekippt bist; obwohl du den Eindruck hast, du hättest längst all die Ursachen bearbeitet und müsstest doch endlich frei sein davon.

Wenn du dir all die möglichen Ursachen vor Augen führst, dann gelingt es dir in Zukunft hoffentlich, nachsichtig zu sein mit dir selbst, wenn du dich im Tief ertappst, und dich und dein inneres Kind liebevoll ins nächste Stimmungshoch zu begleiten.

Gefühle und Emotionen sind also maßgebliche Indikatoren, ob Ereignisse langfristig speichernswert sind oder nicht; sie helfen uns, die unzähligen Reize und Informationen, die täglich auf uns einstürmen, nach ihrer Relevanz zu sortieren – so könnten wir von einer Art emotionalem Navigationssystem sprechen.

Die gute Nachricht

Erkennst du die enorme Tragweite, die diese Entdeckung für deine bewusste Lebensgestaltung – vor allem aber für die Meisterung deiner Depression – hat?

Sieh mir bitte nach, dass ich einiges hier wiederhole, was bereits bei der Besprechung des Gehirns Erwähnung gefunden hat – aber wir lernen nun einmal durch Wiederholung!

Für die Konsolidierung (also die Überführung vom Kurzzeit- ins Langzeitgedächtnis) müssen im Gehirn Proteine produziert werden. Und neueste Erkenntnisse zeigen, dass Erinnerungen jedes Mal, wenn sie abgerufen werden, erneut abgespeichert werden – wofür immer wieder neue Proteine produziert werden müssen.

Das bedeutet, dass Erinnerungen in dieser Zeit vorübergehend instabil sind und sich ein Zeitfenster öffnet, in dem sie verändert und in einer neuen Version abgelegt werden können – wie in einer Art Updateprozess bei deinem Computer. Und genau in diesem Zeitfenster kannst du dein Gehirn tatsächlich umprogrammieren, indem du alte, destruktive emotionale Koppelungen löst und durch neue, konstruktivere ersetzt.

Auf diese Weise kannst du dich einerseits nachhaltig aus ungesunden Verhaltensmustern befreien – also von all dem, was dich immer wieder ins Tief stürzt und darin festhält; und andererseits neue, förderliche und lebensbejahende Reaktionen in deine Hirnbahnen integrieren – nämlich all das, was deine Endorphine mobilisiert und dich in der Glücks-Chemie stabilisiert.

Und – was aus meiner Sicht noch bahnbrechender ist – dabei reicht unsere bloße Vorstellung. Ja, um ein neues Programm in dein Gedächtnis einzufügen, reicht deine Vorstellungskraft: dein Gehirn unterscheidet nicht, ob du etwas „tatsächlich erlebst“, „dir nur vorstellst“ oder über deine Spiegelneuronen empathisch „aus zweiter Hand miterlebst“.

Wenn du nun in Betracht ziehst, dass es in allen Bereichen deines Lebens solche Koppelungen im emotionalen Gedächtnis gibt, wird dir jetzt wohl klar, dass und wie du Einfluss nehmen kannst auf all die negativen, dich klein haltenden, an der Verwirklichung deiner Idealvisionen hindernden, in deinen Erfolgen sabotierenden und deine depressive Anlage verstärkenden Erinnerungen.

So ist es beispielsweise kein Zufall, wenn du ständig in finanzieller Enge lebst (was bei Menschen, die unter Depressionen leiden, nicht selten der Fall ist und darüber hinaus auch noch bestehende Depressionen verstärkt), wenn du auf emotionaler Ebene Geld vor allem an dunkle, schwere, einengende und Kraft raubende Energie gekoppelt hast.

„Was sind das bloß für merkwürdige Attribute im Zusammenhang mit Geld?“

Fragst du dich das gerade?

Hab noch ein wenig Geduld, die Erklärung folgt bald!

Weil der Verstand keinen Zugriff auf das emotionale Gedächtnis hat und solche energetischen Koppelungen durch Konditionierung zustande kommen, können diese auch nur über den „Sprachcode unseres emotionalen Gedächtnisses“ wieder gelöst werden – ich gehe gleich näher auf diesen ein.

Und ein sehr wirksamer Weg zur Entkoppelung unserer Emotionen von negativen Beurteilungen und Glaubenssätzen ist es eben, in die Beobachter-Position abzuheben.

Wenn du gern mehr Hintergründe erfahren möchtest, lies weiter, ansonsten blättere einfach weiter – aber ich höre und lese immer wieder, wie wertvoll diese Erklärungen für viele sind, weil sie uns Aha-Erlebnisse bescheren.

Verortung von Emotionen und Gedanken

Finnische Wissenschaftler haben herausgefunden, dass – unabhängig von Kultur, Geschlecht und anderen Unterschieden – bestimmte Emotionen mit bestimmten Körperempfindungen korrelieren und jeweils an einer ganz bestimmten Stelle innerhalb unseres Körpers repräsentiert werden: sie sprechen vom „emotionalen Sprachcode des Gehirns“.

Während wir unsere Emotionen innerhalb unseres Körpers verorten, werden unsere Gedanken außerhalb unseres materiellen Körpers in unserem Mentalkörper repräsentiert. Das ist ein Teil unseres Energiekörpers, der als eine Art Informations-Matrix unseren Körper wie eine Hülle umgibt; und in dem sich die Repräsentationen aller möglichen Gedankenformen befinden.

Dabei scheinen sich Gedanken, die positive Gefühle auslösen, im oberen Bereich unserer Matrix zu befinden; während jene, die negative Gefühle auslösen, weiter unten repräsentiert werden. Und je nachdem, wo wir unsere Aufmerksamkeit hin richten, werden wir die entsprechenden Gedanken – und damit Gefühle – zugänglich haben.

Um einen Eindruck davon zu bekommen, möchte ich dich dazu anregen, dir zwei verschiedene Stimmungen zu vergegenwärtigen: wähle ein Erlebnis, das du eher als deprimierend und herunterziehend empfunden hast, und ein beglückendes, aufbauendes. Also etwa eine Zurückweisung auf der einen Seite und große Wertschätzung auf der anderen Seite.

Womit ich eigentlich schon etwas verraten habe, was du aber sicher schon aus eigener Erfahrung kennst: es gibt nicht nur Menschen, sondern auch Situationen und Erlebnisse, die uns gefühlsmäßig hinaufziehen; und solche, die uns niederdrücken, ja gar erniedrigen.

Während du dir nacheinander diese beiden Situationen vergegenwärtigst, achte bewusst darauf, was diese Erfahrung jeweils mit dir macht, wenn du dich ganz und gar in das damit verbundene Gefühl hinein versetzt:

Welche Sinneswahrnehmungen löst die jeweilige Vergegenwärtigung in dir aus?

Dabei empfehle ich dir, möglichst deinen Verstand auszuschalten, weil diese Assoziationen für dein logisches Denken keinerlei Sinn ergeben. Achte einfach auf deine intuitive Antwort, während du dich fragst:

„Vermittelt mir das eher eine leichte; oder eher eine schwere Körperempfindung?“

„Vermittelt mir das eher eine Empfindung von Helligkeit; oder eher von Dunkelheit?“

„Vermittelt mir das eher ein Gefühl von entspannter Weite; oder eher von zusammen ziehender Einengung?“

„Vermittelt mir das eher eine belebende, aufbauende, vitalisierende und Kraft spendende Körperempfindung; oder eher eine lähmende, Kraft raubende, schwächende und auslaugende?“

Das Ergebnis dieses Vergleiches mag dich erstaunen. Wobei ich annehme, dass du all das unzählige Male erlebt hast; nur bist du dir dessen bisher vermutlich nicht bewusst geworden.

Aufbauend auf dieser Erfahrung können wir nun spielerisch Einfluss nehmen – anfangs vielleicht nicht unbedingt direkt inmitten einer schweren Depression. Allerdings weiß ich aus Erfahrung, dass wir auch das lernen können, wozu es allerdings etwas Übung braucht; ein Aufwand, der sich aus meiner Sicht jedoch lohnt.

Stell dir vor, du hättest ein Werkzeug in der Hand, das dir in so gut wie jeder Krisensituation hilft, in die Beobachter-Position abzuheben und über der Situation zu stehen!

Wäre das nicht fein?

Hast du dir oder anderen nicht schon mehrmals gesagt – oder das von anderen gehört:

„Wie gerne würde ich in dieser Situation einfach darüber stehen!“

„Warum kann ich da nicht einfach darüber stehen?“

„Sag, kannst du nicht einfach darüber stehen?“

„Ich bewundere, wie … einfach darüber steht und so klug reagiert!“

„Steh doch einfach darüber!“

In meinen Seminaren zum Thema „Kreative Stresslösung“ habe ich meine Teilnehmenden immer gern gefragt, wie welches Tier sie unter Stress reagieren – und wie welches sie lieber reagieren würden.

Und da ich selbst immer all das, was ich weitergebe, zuerst für mich anwende, habe ich diese Frage auch mir selbst gestellt. Mein ideales Stresstier wäre der Adler, der einfach abhebt und sich die stressige Situation von oben ansieht – einer Perspektive, aus der die Dinge lange nicht so belastend und nahegehend sind.

So konnten viele diesen Wunsch nachvollziehen.

Wie ist das bei dir?

Wie welches Tier reagierst du, wenn du in deiner Depression gefangen bist?

Wie welches Tier würdest du lieber reagieren?

Erlaube mir, dich noch einmal zu fragen:

Wie wäre es, wenn du ein Werkzeug in der Hand hättest, das dir in jeglicher Krise, jeglicher belastenden Situation, jeglicher Herausforderung – auch inmitten deiner Depression – hilft, abzuheben und über der Situation zu stehen?

Nun, dieses Werkzeug gibt es!

Abheben …

Vergegenwärtige dir deine Depression – oder etwas anderes, das du als ähnlich belastend empfunden hast – und werde dir dieser vier Wahrnehmungen bewusst:

Dunkelheit, Enge, Schwere und Lähmung…

Dann richte dich auf und wende deinen Blick, der vermutlich nach unten gerichtet ist, nach oben, schenke dir ein Lächeln und lass dir im Stirnhirn „ein Licht aufgehen“, sodass du Helligkeit empfindest…

Dann atme dich aus deiner Enge frei und erlaube dir beim Einatmen wohltuende Weite in deiner Brust; bei jedem Atemzug mehr und immer mehr: so als würdest du einen Panzer oder einen viel zu engen Ring um deine Brust aufatmen oder ein zu enges Gewand sprengen…

Und lass dich von vitalisierender Energie erfüllen – so wie eine ausgetrocknete Pflanze, die Wasser bekommt und sich dankbar wieder aufrichtet…

Spür die neue Leichtigkeit und hebe ab …

Lass dich von Scotty in die helle, weite, kraftstrotzende Leichtigkeit „hoch beamen“…

Oder, wenn dir das Bild der Raumschiffvariante nicht so gefällt, stell dir vor, du würdest in einen (vielleicht gläsernen, wenn du das möchtest, um den Überblick zu wahren) Aufzug einsteigen und dich hoch tragen lassen. Und je höher du kommst, umso heller wird es, umso leichter fühlst du dich, umso mehr Power fühlst du in dir und umso mehr Weite kannst du wahrnehmen (vielleicht weil sich die Wände deines Aufzuges öffnen, natürlich ohne dir Angst zu machen)…

Aber vielleicht gefällt dir ja auch das Bild des Adlers besser, der sich aus eigener Macht und mit kräftigen Schwingen-Schlägen aus der belastenden Situation löst und mit Leichtigkeit in die hellen, weiten und erfrischenden Lüfte erhebt…

Eben kommt mir auch das Bild eines Schwanes in den Sinn, der sich kraftvoll aus dem Wasser erhebt.

Hast du dieses beeindruckende Schauspiel schon einmal bewusst miterlebt?

Aber vielleicht liegt dir ja auch die spielerische Leichtigkeit eines Schmetterlings mehr, der sich von einer Blüte, von deren Nektar er genascht hat, in den blauen Sommerhimmel erhebt, weil er satt ist...

Oder du hebst in deiner Vorstellung lieber in einem Fesselballon ab, nachdem du deinen Blick nach oben in die Helligkeit gewandt, dich in die vitale Weite geatmet und die schweren Gewichte, die deinen Ballon am Boden gehalten haben, abgeworfen hast...

Ein weiteres Bild könnte ein Engel sein, der dich hoch trägt; oder ein Sonnenstrahl, der dich magnetisch hoch zieht...

Finde jenes persönliche Bild, das dich am meisten anspricht und mit dem du dich zukünftig aus deiner Depression herausziehen und abheben kannst!

Je öfter du mit dieser Vorstellung spielst, umso fester verankerst du sie in deine Hirnbahnen und umso leichter hast du dieses sehr wirksame Werkzeug zukünftig zur Verfügung, wenn es wieder einmal eng und schwer und dunkel wird – wenn dich deine Depression wieder eingeholt hat und du soooo müde bist!

... und die Beobachter-Position einnehmen

So ähnlich wie du aus einem höheren Stockwerk weiter siehst als aus dem Erdgeschoss oder wie du von der Spitze eines Berges eine weitere Perspektive hast als von seinem Fuße, wirst du aus dieser neuen Perspektive automatisch eine völlig neue Einstellung gewinnen und demzufolge in Resonanz zu einer völlig anderen Realität schwingen – deiner glücklichen Wunschrealität.

Interessant dabei ist, dass du aus deiner neuen Perspektive sogar erforschen kannst, was den aktuellen „Absturz“ ausgelöst hat; was also die Ursache deiner Depression ist. Dein Abheben verschafft dir also nicht nur positive

Gefühle; sondern es verhilft dir zu einer völlig neuen, konstruktiveren Einstellung dazu – die du tatsächlich auch argumentieren kannst.

Probiere es aus und frage dich, wieso du dich aus der zuvor noch belastenden Depression distanzieren kannst!

Je höher du übrigens kommst, desto wahrer und objektiver ist deine Einstellung und desto qualitativ hochwertiger sind die Informationen, die dir in deiner mentalen Matrix zur Verfügung stehen.

Wenn du auf diese Weise immer wieder mit deiner Gedankenenergie spielst und die Dunkelheit erhellst, die Enge erweiterst, den Zustand der Lähmung in einen voller Vitalität umwandelst, die Schwere erleichterst und abhebst, dann wird sich nicht nur dein Energiefeld, sondern nach und nach dein ganzes Leben nachhaltig verändern – und je öfter du dieses Spiel spielst, umso rascher und bleibender meisterst du deine Depression.

Depression und Kreativität

Wie versprochen zeige ich dir hier noch eine Möglichkeit, deine Kreativität und Vorstellungskraft einzusetzen.

Zuvor muss ich dich aber darauf hinweisen, dass deine Depression, weil sie dich ja in deinen Stresshormonen gefangen hält, der ärgste Feind deiner Kreativität ist. Das heißt, es gilt, eher im Intervall mit dieser Technik zu spielen; also dann, wenn es dir gerade gut geht. Denn dann stehst du unter dem Einfluss deiner Glückshormone und hast die Hirnrinde beider Hemisphären zugänglich.

Dabei geht es im Prinzip darum, die Kreativität und Vorstellungskraft deiner rechten Gehirnhälfte einzusetzen, um ein Bild, ein Symbol oder eine Metapher zu finden, die du mit deiner Depression assoziierst. Dann findest du für dieses Bild – zuerst auf symbolischer Ebene – einen Weg zur Lösung und Heilung. Und diese symbolische

Lösung übersetzt du dank deiner linken Gehirnhälfte in eine alltagstaugliche Strategie. Bei dieser Technik geht es also um eine Art Ping-Pong-Spiel zwischen deinen beiden Gehirnhälften.

Lass es mich dir an zwei Beispielen erklären:

Ziehe dich an einen ruhigen Ort zurück, an dem du eine Weile ungestört bist und mache es dir bequem. Dann atme zuerst möglichst tief aus, am besten mit einem tiefen Seufzer; und atme dann sehr bewusst regelmäßig und tief weiter, während du auf das Heben und Senken deiner Bauchdecke achtest.

Dabei lass deine Schultern fallen und erlaube deinem Körper, sich mehr und mehr zu entspannen, dennoch aber aufrecht zu bleiben – und lächle, auch wenn dir das im Augenblick nicht leicht fällt! Vielleicht brauchst du dazu eine Erinnerung an eine Situation, ein Ereignis, ein Tier oder eine Person, die/das dich lächeln hat lassen, und die/das dir auch jetzt hilft, dein Lächeln wieder zu finden.

Und verbinde mit diesem Lächeln eine positive Botschaft an dein Unterbewusstsein: „Es ist alles gut so, wie es ist!“

Nun vergegenwärtige dir deine Depression und definiere sie möglichst klar in Worten – am besten schriftlich mit deiner rechten Hand, wenn diese deine dominant Schreibhand ist.

Dann finde ein Symbol dafür, also etwas, das deine Depression passend darstellt: einen Sturm, der dich aus deiner Mitte holt; ein Feuer, das an dir zehrt; ein dichter Wald, in dem du dich verirrst; ein wildes Tier, das dich bedroht; Hochwasser, in dem du zu ertrinken drohst; ein Gewitter, das dir Angst macht; die vergeblichen Versuche, dich aus deiner Depression zu befreien, als wärst du Sisyphos; ein schweres Gewicht auf deinen Schultern, das dich belastet; ein Ameisenhaufen, in den du gefallen bist; eine Wüste, in der du dich verirrt hast; eine eiserne Jungfrau, in der du gefangen bist – und schreibe auch dieses Symbol nieder, allerdings mit deiner linken Hand.

Nun füge (auch mit der linken Hand) diesem Symbol alle assoziativen Gedanken hinzu, die dir in den Sinn kommen. Vielleicht fühlt sich deine Depression wie eine große Wüste an, dann kannst du beispielsweise schreiben:

„Meine Depression ist wie eine große Wüste und ich weiß nicht, wohin ich gehen soll. Mein Wasservorrat ist bald erschöpft, und ich fühle Panik in mir aufsteigen...“

Oder wenn du dich wie in einer eisernen Jungfrau fühlst, könntest du sagen:

„Ich bin eingesperrt in einem viel zu engen und dunklen Raum, der mir Angst macht. Ich wage es nicht, mich zu bewegen, weil jede Bewegung mir weitere Schmerzen verursacht.“

Dann wende deine Vorstellungskraft an und versetze dich ganz in die soeben in allen Details beschriebene Situation hinein. Versuche zu erfahren, wie es dort ist und notiere auch das mit deiner linken Hand:

„Einsam, verloren, heiß, wenig Wasser, unheimliche Stille, Fata Morgana... „

Oder: *„Eng, dunkel, kalt, scharf und spitz, ausweglos... „*

Dabei begnüge dich nicht damit, in deiner Vorstellung ganz dort zu sein, sondern stell dir weiter vor, wie möglicherweise die Hilfe oder Rettung aussehen könnte. Dies kann etwas nach logischen Gesichtspunkten Mögliches oder auch etwas scheinbar Unmögliches sein wie ein vom Himmel gesandter Engel oder eine gute Fee...

„Ich sehe eine Karawane mit freundlichen Beduinen, ein herannahendes Flugzeug...“

Oder: *„Ein Engel kommt mir zu Hilfe, der das Schloss zu meinem grausamen Gefängnis öffnet...“*

Dazu lass deiner Vorstellungskraft freien Lauf und verweile einige Augenblicke bei deinen aus dem Unterbewusstsein auftauchenden und sich ständig verändernden Bildern...

Erst wenn dir dies geglückt ist – und du all das notiert hast –, kehre zu deinem logischen Denken zurück und frage dich selbst, was dieses Symbol mit deiner Depression zu tun hat; wie dir diese neue Sichtweise deiner depressiven Verstimmung eine Lösung nahe legen könnte.

Dazu analysiere die Geschenke deiner Kreativität nochmals:

Hat dir deine symbolische Sicht der Dinge zu einer neuen Einsicht verholfen?

Ist dir dadurch vielleicht ein kleines, aber wesentliches Detail aufgefallen ist, das dir zuvor entgangen war?

Vor allem frage dich, welcher wichtige Hinweis in der symbolischen Rettung schlummert – und notiere all das, was dir dazu noch in den Sinn kommt; nun wieder mit deiner rechten Hand, die vermutlich rascher schreibt.

Dann lege die Gedanken an deine Depression beiseite, um dich ihr nötigenfalls nach einiger Zeit wieder zuzuwenden und diesen kreativen Prozess in einer ruhigen Stunde zu wiederholen.

Beglückende Lichtblicke

Im Grunde hilft dir all das, deine Depression zu überwinden, was deine Glückshormone mobilisiert und dich in dein Ja versetzt. Daher empfehle ich dir ja, möglichst danach zu trachten, in deinem Ja zu sein, zu bleiben und möglichst rasch wieder hineinzufinden, wenn dich das Nein deines inneren Saboteurs (als Sprachrohr deines Überlebenszentrums) wieder in Stress versetzt und dich „abstürzen" lässt.

Und weil das in einer extrem stressigen Zeit nicht immer einfach ist, empfehle ich dir, in einer guten und entspannten Zeit eine Sammlung all dieser Dinge, Situationen, Erlebnisse, Menschen und Tatsachen zusammenzustellen: eine Art Selbstbeglückungs-Buffet.

Finde zu jedem der Endorphin-Ausschütter, die ich dir hier zur Inspiration anbiete, Beispiele aus deinem eigenen Leben und gestalte daraus dein Selbstbeglückungs-Buffet!

Beziehe dabei unbedingt dein inneres Kind mit ein, denn es hat einen direkten Zugang zu deinen kreativen Anteilen und wird es lieben, dieses Bild mit dir zu gestalten.

- Große Momente, Augenblicke vollendeten Glückes, Sternstunden.

Was fällt dir dazu an Beispielen aus deinem Leben ein?

Welches waren deine Sternstunden?

Was hast du alles an Erhebendem erlebt?

- Gelungenes, Geschafftes, Gemeistertes.

Was ist dir alles gelungen – oft auch gegen Widerstand?

Was hast du alles geschafft und erschaffen?

Welche Aufgaben hast du gemeistert?

- Bewältigtes, Überwundenes.

Welche Herausforderungen hast du bewältigt?

Welche Hürden und Hindernisse hast du überwunden?

Wessen bist du Herr / Frau geworden?

- Losgelassenes.

Wen konntest du loslassen, weil er/sie dir nicht gut getan und deine Depression verstärkt hat?

Wen konntest du schon aller loslassen, weil du musstest?

Was konntest du schon alles loslassen, weil es überholt war?

Was konntest du schon alles loslassen, weil es abgestorben war und dich nur mehr belastet hat?

- Gelerntes, Entwickeltes, Entfaltetes.

Was hast du alles gelernt und dir an Können angeeignet?

Welche deiner Anlagen und Talente hast du entwickelt?

Welche Fähigkeiten hast du entfaltet?

Welche Stärken hast du dir zunutze gemacht?

- Geleistetes.

Was hast du alles zum Wohle anderer geleistet?

Was hast du schon alles für die Menschheit eingebracht?

- Erreichtes, Verwirklichtes.

Welche großen, mittleren und kleinen Ziele hast du erreicht?

Welche Visionen verwirklicht?

- Erfüllung.

Welche Wünsche hast du dir erfüllt?

Welche Wünsche wurden dir schon aller erfüllt?

Welchen Wünschen hast du erlaubt, sich zu erfüllen?

- *Was schenkt dir noch alles Glückshormone?*

Nimm meine Liste zur Inspiration und finde unbedingt zu jedem dieser Punkte zumindest ein Beispiel, besser noch mehrere. Und bezieh dabei auch deine linke Hand mit ein; denn sie hat sicher wertvolle Impulse zu bieten, die dir über deine rechte Hand nicht zugänglich sind.

Mehr zu dieser Technik im Kapitel „Dialog der Hände“.

Aber geh noch darüber hinaus und frage dich, was dich alles beglückt – und dann gestalte dein Selbstbeglückungs-Buffet! Wenn dir das eher liegt, in Form einer Liste; aber viel wirksamer wäre eine bildliche Darstellung, in der du all das, was dich beglückt, zeichnest, malst oder als Collage aus Zeitungsausschnitten gestaltest. Dieses kannst du dann wie eine Art Speisekarte verwenden, um dich immer wieder in dein Ja umzupolen und in einen heilsamen Glückszustand zu versetzen; wenn etwas oder jemand dich herauskatapultiert hat – vor allem dann, wenn dich deine Depression wieder eingeholt hat.

Was glaubst du, wie beglückend es ist, wenn es dir gelingt, dich am eigenen Zopf aus dem „emotionalen Tief“ herauszuziehen; wie tief dieses auch gerade sein mag.

Die Zeit, die du für dein Selbstbeglückungs-Buffet investierst, ist gut angelegt; denn damit tust du schon während der Gestaltung etwas für deine Gesundheit und dein Wohlbefinden – und das deiner Lieben, weil dein Wohlfühlen ja nicht an deiner Körpergrenze endet, sondern weit darüber hinaus ausstrahlt.

Und dann erinnere dich immer wieder daran, wenn du spürst, dass deine Stimmung in den Keller rasselt oder auch bloß ins Erdgeschoss; und nimm dein Bild oder deine Liste zur Hand und lies nach, womit du dich trotz Stimmungstief selbst glücklich machen könntest!

Wenn du meinst, das sei nicht leicht, dann gebe ich dir bis zu einem gewissen Grad Recht; aber es ist durchaus möglich. Wichtig ist dabei nur, dass du daran denkst und es dir wert bist.

Glaube mir: mit jedem Mal, wo es dir gelingt, dich selbst auch in einer Moll-Phase zu beglücken, verdichtest du die entsprechende Vernetzung in deinem Gehirn. Und dann wird es dir beim nächsten Mal wieder etwas leichter und rascher gelingen, deine Glückshormone zu mobilisieren – wichtig ist nur, daran zu denken und dich dazu aufzuraffen. Das mag anfangs viel Aufmerksamkeit verlangen und vor allem die Bereitschaft, dir selbst etwas Gutes zu tun. Aber du wirst das schaffen!

Antidepressive EFT

„EFT“ – kurz für „Emotional Freedom Technique“, auch als „Klopfakupressur“ bezeichnet – ist eine Technik aus der „energetischen Psychologie“ und hilft dir sehr wirksam und nachhaltig, emotionale Blockaden zu lösen. Sie ist generell ein großartiges Spiel zur Selbstbefreiung und wird dir in vielen Belangen helfen; aber vor allem eignet sie sich, um dich aus deiner Depression zu holen – und zwar generell, aber auch mitten in einem Tief.

Ursprünglich von Gary Craig entwickelt wird „EFT“ in der professionellen Therapie ebenso eingesetzt wie in der Selbsthilfe. Dabei kombinieren wir das Klopfen einer speziellen Sequenz von Akupunkturpunkten mit gesprochenen Worten und teilweise auch der Visualisierung unseres Ideals.

Einerseits um begrenzende Überzeugungen ebenso zu beseitigen wie unerwünschte Gewohnheiten und Verhaltensmuster – wie beispielsweise unsere Depressionen;

andererseits können wir uns damit auf das einstimmen, was wir uns wünschen – unter anderem natürlich ein glückliches und freudvolles Leben.

Neuere Forschungen zeigen, dass wir durch die Stimulation bestimmter energetischer Punkte die Hirnaktivität vor allem in den Stresszentren verändern können. So deaktivieren wir Gehirnareale, die an der Unlust-Empfindung beteiligt sind, bewirken die Ausschüttung des Glückshormons Serotonin und unterbrechen so die destruktiven biologischen Kettenreaktionen in gestörten emotionalen Aktionen und Reaktionen.

Wenn du tiefer in diese Materie einsteigen möchtest, empfehle ich dir das Buch „Klopf die Sorgen weg“, in dem Gary Craig ausführlich die Technik selbst, aktuelle Forschungsergebnisse sowie viele Erfahrungsberichte präsentiert. Oder sieh dir Videos seiner Seminare an, die du reichlich im Internet findest.

Ehe ich dir einen Text anbiete, mit dem du spielen kannst, wenn dieser dich anspricht (sonst gestalte dir einfach deine eigenen!), möchte ich dir zuerst in Kurzform die Technik erklären oder in Erinnerung rufen, wenn du ihr schon einmal begegnet bist.

Gary Craigs empfiehlt folgende Punkte:

- die beiden Augenbrauenpunkte jeweils am mittleren Ende der Augenbraue,
- die seitlichen Augenpunkte jeweils neben den äußeren Augenwinkeln auf dem Knochenrand,
- die unteren Augenpunkte jeweils unterhalb der Pupille auf dem Jochbein,
- den Punkt unterhalb der Nase in der Mitte zwischen Nase und Oberlippe,

- den Punkt unter dem Mund in der Mitte zwischen Kinn und Unterlippe,
- die Punkte Niere 27 in den beiden Grübchen unterhalb der mittleren Enden der Schlüsselbeine,
- die Punkte unter den Armen in Höhe der männlichen Brustwarze oder des BHs,
- die Karatepunkte in der Mitte der beiden Handkanten
- und die Punkte um den Scheitel.

Wenn du möchtest, kannst du dich von Gary Craig in seinen Videos anleiten lassen.

Viele meinen, es reiche, bei paarig angelegten Punkten einen der beiden zu klopfen. Mein Wunsch nach Symmetrie lässt dies nicht zu; daher klopfe ich immer beide gleichzeitig. Entscheide du, wie es dir lieber ist!

Ich klopfe zart mit zusammengelegten Zeige- und Mittelfingerspitzen. Für die beiden Schlüsselbeinpunkte und die Scheitelpunkte nehme ich jeweils alle 5 zusammen gelegten Fingerspitzen, sodass ich mit Sicherheit die richtigen Punkte stimuliere. Die Punkte unter den Armen klopfe ich mit den ganzen Handflächen. Für die Aktivierung der Karatepunkte schlage ich die beiden Handkanten leicht zusammen. Wenn für dich Symmetrie nicht so wichtig ist, klopfe den Karatepunkt der einen Hand mit zusammen gelegten Fingerspitzen der anderen Hand.

Klopfe bitte generell nicht allzu fest – vor allem die Punkte um den Scheitel –, sonst brummt dir nach einer intensiven Klopf-Session der Schädel. Das weiß ich aus Erfahrung, weil ich anfangs vor lauter Begeisterung für dieses Spiel allzu intensiv geklopft habe.

Ehe du beginnst, solltest du den Stress, den du mit dem jeweiligen Thema hast, auf einer Skala von 1 bis 10 einordnen. Ich sage ehrlich, dass mir das nicht besonders liegt – ich es daher allzu leicht „vergesse". Aber diese Einordnung ist tatsächlich sehr motivierend, weil du damit schon rasch einen positiven Effekt erkennen kannst, indem du gleich nach der Klopfsequenz überprüfst, was sich geändert hat.

Prinzip dieser Technik ist, dass wir uns so, wie wir jetzt sind, annehmen. Daher lautet der erste Satz, den wir mit dem Klopfen der Karatepunkte verbinden und dreimal wiederholen:

„Obwohl ich …, liebe und akzeptiere ich mich aus tiefstem Herzen!"

Dabei stehen die drei Punkte immer für das, was wir nicht mehr wollen, was uns stört, ängstigt, ärgert oder anders stresst – in unserem Fall also die Depression. Wir beschreiben das Unerwünschte also genau so, wie wir es erleben und sprechen diesen Einführungssatz laut, deutlich, mit Emotion und Nachdruck. Dabei geht es darum, das Negative anzuerkennen und uns selbst anzunehmen, ja zu lieben, obwohl wir dieses Problem haben.

Wie wichtig das ist, habe ich dir im Abschnitt zum Ja und Nein bereits erklärt.

Du könntest beispielsweise so formulieren:

„Obwohl ich deprimiert bin, liebe und akzeptiere ich mich aus tiefstem Herzen!"

„Obwohl ich unter meiner Depression leide, liebe und akzeptiere ich mich aus tiefstem Herzen!"

„Obwohl mich meine Depression gefangen hält, liebe und akzeptiere ich mich aus tiefstem Herzen!"

Dies bringt dich psychisch und energetisch erst in jene Empfänglichkeit, die Veränderung erlaubt; und dies, obwohl sich vermutlich jene Teile in dir, die für die destruktiven Glaubenssätze oder Verhaltensmuster verantwortlich sind, mit aller Kraft dagegen wehren und deine Bemühungen hintertreiben werden.

Dann folgt die Klopfsequenz, die wieder einen optimalen Energiefluss entlang der Energiebahnen des Körpers herstellen soll. Da unsere Meridiane untereinander verbunden sind, reicht das Stimulieren einer bestimmten Auswahl an Punkten.

Während wir jeweils einen Punkt oder ein Punktepaar klopfen, sprechen wir laut und deutlich den Erinnerungssatz, also die Kurzfassung unserer ursprünglichen Sentenz. Mit diesem Satz klopfen wir einmal die ganzen Punkte durch, ehe wir überprüfen, ob sich auf der Skala etwas geändert hat.

„Meine Depression."

Und überprüfen, was sich an der Skala verändert hat.

Eine andere Möglichkeit ist, verschiedene Aspekte unseres Themas mit der Klopfsequenz zu verbinden – in meinem Text siehst du das anhand eines Beispiels.

In diesem Fall klopfst du die Sequenz so lange durch, bis du den ganzen Text gesprochen hast. Oder halte zwischendurch inne, um deinen Wert zu überprüfen.

Im Klopfen von komplexeren Sequenzen kannst du während des Klopfens im ersten Teil durchaus auch alle negativen Aspekte ansprechen, gegen Ende solltest du jedoch vor allem die verschiedenen Aspekte deiner Wunschrealität formulieren.

Der Einstimmungssatz beginnt natürlich nur dann mit „Obwohl ich...", wenn du eine Blockade lösen willst. Möchtest du ein Ziel erreichen, einen Wunsch erfüllen oder eine Vision verwirklichen, reicht natürlich die positive Formulierung – die Versicherung deiner Selbstliebe würde ich dir jedoch immer empfehlen.

Die Selbstannahme-Sätze bis zu den drei Sternen klopfst du jeweils am Karatepunkt. Dann geht es weiter mit der ganzen Sequenz (inklusive dem Karatepunkt) bis zu den Scheitelpunkten. Dabei verbinde jeweils eine Zeile mit einem der Punkte oder einem Punktepaar.

Hier nun meine Anregung – nimm sie als Inspiration, um deinen ganz persönlichen Text zu formulieren!

Depression

3 x Obwohl ich so unter meiner Depression leide,

liebe und akzeptiere ich mich aus tiefstem Herzen!

***

Meine Depression,

ich leide so unter meiner Depression,

sie ist wirklich lästig

und belastet mich,

aber auch mein Umfeld;

obwohl ich schon vieles versucht habe,

hat bisher nichts dagegen geholfen.

Aber nun bin ich bereit,

das neue Wissen einzusetzen

und mich aus meiner Depression zu befreien,

um endlich wieder glücklich zu sein.

Ja, ich habe ein glückliches Leben verdient

und ich werde all das hier Gelernte

anwenden, um wieder glücklich zu sein,

so wie früher,

als ich noch nicht keine Depressionen hatte

und allgemein glücklicher war
und mehr Lebensfreude hatte.
Ich finde jetzt mein Ja
und bleibe auch darin,
auch wenn ich depressiv bin;
aber ich vertraue darauf,
dass sich meine Stimmung nun bald bessert.
Ich finde immer mehr Lebensfreude,
weil ich weiß, wie ich in die Beobachter-Position gelange.
Ich verstehe und meistere meine Depression
und ich liebe und akzeptiere mich aus tiefstem Herzen!

Depression und Entspannung

Ist dir schon einmal aufgefallen, wie verspannt du bist, wenn du in deiner Depression gefangen bist?

Dann wird dir plausibel sein, dass allein schon Entspannung hilfreich sein kann – abgesehen davon, dass sie generell wertvoll ist.

So könntest du dir beispielsweise angewöhnen, zu jeder vollen Stunde kurz innezuhalten und in deinen Körper hinein zu fühlen, um dir der aktuellen Verspannungen bewusst zu werden – und sie, soweit dir dies in der Kürze möglich ist, zu lösen.

Ich habe für diesen Zweck eine Uhr, die zu jeder vollen Stunde piepst und mich verlässlich an das erinnert, was ich mir an Wohltuendem vorgenommen habe. Aber vielleicht hast du auch eine Kirche in deiner Nähe, deren Glocken zu jeder vollen Stunde läuten – oder vielleicht sogar zu jeder viertel Stunde. Kein Problem, auch viertelstündliche Entspannung wird dir nicht schaden ☺.

Vor allem die Verspannungen im Schulter-Nackenbereich sind auf Dauer fatal, weil diese die durch deinen Hals zum Kopf führenden Blutgefäße, die dein Gehirn versorgen, einengen bis sogar ganz abknicken.

Du hast vier Blutgefäße, die dein Gehirn versorgen: die beiden vorderen Arterien (die Carotiden) laufen nicht so sehr Gefahr, eingeengt zu werden, weil sie von Weichteilen umgeben sind. Bei ihnen besteht nur die Gefahr der Verkalkung, die ja durchaus auch ein Thema ist, weil sie durch Stress gefördert wird.

Aber die beiden hinteren Arterien (die Vertebrales) schlängeln sich durch ohnehin schon enge Knochenkanäle in deiner Halswirbelsäule. Und wenn diese dann durch Muskelverspannung noch weiter eingeengt werden, kommt es unweigerlich zur Minderversorgung deines Gehirns mit Sauerstoff. Und dein Gehirn braucht – als eines deiner wichtigsten Organe –, etwa ein Viertel deines Sauerstoffs.

Diese Mangeldurchblutung verschlimmert noch die Tatsache, dass deine höheren Hirnzentren unter der Wirkung deiner Stresshormone durch selektive Blutumverteilung ohnehin schon enggestellt und daher minderdurchblutet werden.

Das heißt, es ist nicht nur angenehmer, deine Nackenpartie zu entspannen, sondern eminent wichtig für deine Hirnfunktion – und wie wichtig diese ist, habe ich dir im Abschnitt über dein Gehirn erklärt.

Sehr wohltuend empfinde ich auch das „Schmelzen“, das ich dir im Kapitel zur Körper-Chemie ans Herz gelegt habe. Aber ich mag auch die Entspannung mit den Elementen.

So kannst du dir vorstellen, dass der Wind durch deine Verspannungen weht und diese so wie Wolken in einem blauen Sommerhimmel auflöst...

Oder du lässt deine Verspannungen verdampfen, ähnlich wie Wasserdampf in einem Luftbefeuchter oder einer Duftlampe...

Aber vielleicht liegt dir auch das Element Wasser mehr, dann kannst du dir vorstellen, unter einer warmen Dusche zu stehen, die sanft deine Verspannungen löst – oder aber, wenn du es lieber intensiv magst, du stellst dich in deiner Vorstellung unter einen Wasserfall und lässt dich von den herunterstürzenden Wassermassen weichklopfen und entspannen – vielleicht sogar begleitet von einem wunderschön strahlenden Regenbogen, wenn dir dieses Bild Freude bereitet...

Wenn dir das Element Erde besonders nahe ist, lege dich in deiner Vorstellung in ein warmes Moorbad, das deine Verspannungen auflöst...

Oder du genießt ein entspannendes Sonnenbad, während du an einem wohlig warmen Sandstrand oder auf einem sonnengewärmten Felsen liegst...

Aber vielleicht möchtest du dir auch für einige Augenblicke vorstellen, wie deine verspannten Muskelpartien von liebevollen Händen weich massiert und in die Entspannung gestreichelt werden...

Wobei natürlich nichts dagegen einzuwenden ist, dir tatsächlich von einem lieben Menschen in deiner Nähe einige Massagestriche zu holen, wenn dir ein solcher zur Verfügung steht.

Du siehst, deiner Phantasie sind keine Grenzen gesetzt. Wichtig bei all dem ist nur, dass du regelmäßig daran denkst und dich der wohltuenden Wirkung einer solchen Vorstellung als wert erachtest; dann wirst du dich auch immer wieder daran erinnern.

Finde irgendeine Erinnerungsbrücke, die dich immer wieder für einige Augenblicke innehalten und deine Muskulatur überprüfen und mithilfe deiner idealen Vorstellung entspannen lässt – der Klang der Kirchenglocken, deine zur vollen Stunde piepsende Uhr, Hundebellen, Kinderlachen, das Läuten des Telefons, Vogelgezwitscher oder die rote Ampel, an der du stehenbleiben musst…

Diese regelmäßigen Kurzentspannungen werden dir nicht nur körperlich wohltun, sondern wirken sich auch wohltuend auf deine Stimmung aus – vor allem wenn du dann dabei auch noch so weit wie möglich ausatmest, um Raum für frische, mit Sauerstoff gesättigte Luft zu schaffen; die durch die Erweiterung deiner Halsarterien auch dein Hirn besser versorgen wird; und wenn du dazu auch noch lächelst, um deine Endorphine zu mobilisieren.

Daneben empfehle ich dir, dir möglichst einmal täglich Zeit für eine echte und nachhaltige Tiefenentspannung zu nehmen – sinnvollerweise abends vor dem Einschlafen, aber auch vor besonderen Herausforderungen.

Atme dabei den 5 zu 3 Rhythmus (atme jeweils 5 Herzschläge lang aus und 3 Herzschläge lang ein), der dich in deiner Entspannung fördert. Dabei ist wichtig, dich nicht nur auf die besonders verspannte Schulter-Nackenpartie und deine Kiefermuskulatur zu fokussieren, sondern wirklich deinen gesamten Körper in die Tiefenentspannung miteinzubeziehen – entweder nach und nach oder als ganzen wie etwa beim „Schmelzen“; je nachdem, welche Variante dir mehr liegt.

Eine schöne Vorstellung stammt auch von Feldenkrais, der anregt, den ganzen Körper durchzukämmen – ich sehe dazu das Bild zerzauster, langer Haare vor mir, die ich behutsam mit einem Kamm glätte. Und da die Muskelfasern tatsächlich lang und dünn sind, ist diese Bild sogar anatomisch korrekt.

Aber vielleicht magst du auch die „progressive Entspannung“ nach Jacobsen, die auf der abwechselnden Anspannung und Entspannung bestimmter Muskelpartien beruht: dabei spannst du zuerst deine Muskeln (eine Muskelpartie nach der anderen) an und hältst die Spannung 5 Sekunden lang, ehe du die Spannung wieder löst und dies für 10 Sekunden bewusst wahrnimmst; ehe du dich der nächsten Muskelgruppe zuwendest.

Wichtig ist dabei natürlich, alle anderen Muskeln entspannt zu halten, während du nur die gerade aktivierte Muskelgruppe anspannst und dann entspannst. Dazu ist Übung sicher hilfreich, aber ich habe die Erfahrung gemacht, dass die bewusste Anspannung die folgende Entspannung wirklich besser wahrnehmbar macht; dass also der Gegensatz zwischen diesen beiden Zuständen durchaus hilfreich ist.

Oder du versuchst das „autogene Training" nach Schultz, dessen Grundübung aus mehreren Etappen besteht; du beginnst mit Wärme und Schwere in den Extremitäten, konzentrierst dich auf ruhiges und regelmäßiges Atmen mit der Suggestion „es atmet mich", wendest deine Aufmerksamkeit dann deinem Herzschlag zu und lässt auch diesen mit der entsprechenden Suggestion ruhig und regelmäßig werden; fokussierst dich dann auf Wärme in deinem Sonnengeflecht in der Magengrube und suggerierst dir dann Kühle an deiner Stirn…

Wenn dich diese Entspannungstechniken ansprechen, dann findest du ausführlichere Beschreibungen im Netz, wenn du sie dir gern autodidaktisch aneignen möchtest. Oder du belegst einen entsprechenden Kurs, derer es heute bereits überall welche gibt.

Stimmungserhellende Atmung

Hast du während einer depressiven Phase schon einmal auf deine Atmung geachtet?

Wie atmest du inmitten deiner Depression?

Eher tief oder eher flach – oder phasenweise gar nicht?

Bei mir konnte ich wahrnehmen, dass ich da eher flach atme – und zwischendurch auch gar nicht mehr.

Und wenn das bei dir auch so ist, dann ist das fatal, weil deine höheren Hirnzentren, die du ja brauchst, um dich aus deinem Tief zu holen, dann zu wenig Sauerstoff bekommen.

Daher wäre eine der ersten Reaktionen, wenn du merkst, dass du in die Depression abrutscht, tiefer zu atmen, um möglichst mehr von deiner gesamten Atemkapazität auszuschöpfen und mehr Sauerstoff in deinen Körper zu bekommen.

Dazu beginne damit, möglichst weit auszuatmen... wirklich so weit, wie es dir möglich ist! Und wundere dich, wie viel Luft du nach der normalen Ausatmung noch aus deiner Lunge ausstoßen kannst – besonders wenn du das ganz langsam machst.

Dann atme auch möglichst tief wieder ein – ganz langsam, damit die elastischen Fasern in deiner Lunge Zeit haben, sich zu dehnen! Atme viel weiter ein als in deiner in der Depression viel zu flachen Atmung und wundere dich wieder über die erstaunliche Kapazität deiner Lunge; wenn du ihr Zeit gibst, sich zu entfalten.

Deine Lunge ist ein elastisches Schwammgewebe und würde sich – wenn sie könnte, wie sie möchte – in der Brustmitte auf etwa Faustgröße zusammenziehen. Das kann sie nicht, weil sie durch das Vakuum, das sie an deinen Rippenkorb und dein Zwerchfell presst, aufgedehnt wird.

Das bedeutet, dass immer ein gewisses Luftvolumen in der Lunge bleibt, auch wenn du deine volle Vitalkapazität ausgenützt hast; wenn du also alles ausgeatmet hast, was dir möglich ist.

Dieses Restvolumen mit verbrauchter Luft vermischt sich natürlich bei jedem Atemzug mit der neu eingeatmeten Frischluft. So ist logisch, dass deine Sauerstoffsättigung besser ist, wenn du vor dem nächsten Atemzug möglichst viel von der verbrauchten (sauerstoffarmen und kohlendioxidreichen) Luft ausatmest; und ebenso erreichst du bessere Luftqualität, wenn du auch tiefer und damit mehr frische Luft einatmest.

Ich vergleiche das gern mit einem Glas Wasser, das du abends vor dem Schlafengehen nicht ganz austrinkst. Wenn du es am nächsten Tag nur auffüllst, wird die Qualität besser sein, wenn nur wenig altes, abgestandenes Wasser vom Vortag übriggeblieben ist, nicht wahr?

Und genauso ist es natürlich bei deiner Lunge. Daher solltest du deine Atmung ganz allgemein etwas vertiefen, um mehr von deiner Atemkapazität auszunützen – speziell aber dann, wenn dich deine Depression einholt.

Wie wäre es also, wenn du zukünftig etwas bewusster auf deine Atmung achten und dir mehr Sauerstoff gönnen würdest?

Wenn du dich mehrmals stündlich mit ein paar ganz tiefen Aus- und Ein-Atemzügen verwöhnst?

Und nicht erst dann nach Luft schnappst, wenn deine Sauerstoffrezeptoren Alarm schreien?

Vergiss nicht, dass vor allem dein Gehirn einen enormen Sauerstoffbedarf hat!

Blasebalg-Atmung

Diese Atemtechnik wirkt sehr reinigend und erfrischend, allerdings solltest du sie nicht allzu lang aufrechterhalten, weil dir sonst schwindlig wird. Das ist zwar nicht gefährlich, kann aber unangenehm und beängstigend sein – aber spiele bitte nicht während des Autofahrens damit!

Sie eignet sich besonders bei akutem Stress – wie etwa nach starkem Erschrecken oder nach einer sehr deprimierenden Nachricht –, um die extreme Spannung abzureagieren. Denke an diese Möglichkeit, wenn dich beispielsweise jemand triggert und du drohst, ins nächste Tief „abzustürzen"!

Dabei atme zuerst ganz tief ein und dann blase in mehreren kürzen Stößen mit einem lauten „Tsch Tsch Tsch" (ähnlich einer Lokomotive) die Luft aus deiner Lunge heraus. Dazu spanne dein Zwerchfell immer wieder ruckartig an, sodass es von unten her die Lunge auspresst – so lang, bis wirklich nichts mehr herausgeht.

Ich habe das bei mir so automatisiert, dass ich in prekären Lagen automatisch in die Blasebalg-Atmung verfalle.

Wenn dies auch dir gelingt, solltest du dein Umfeld nur darüber informieren, denn sonst läufst du Gefahr, für verrückt erklärt zu werden ☺.

Behalte den Blasebalg im Hinterkopf, er ist wirklich sehr wirksam, um akuten Stress abzuatmen und dich vor einem stimmungsmäßigen Abturz zu bewahren! Und erinnere dich in solchen Situationen auch an die „energetische Hirnaktivierung", die du jedoch nur anwenden kannst, wenn du deine Hände frei hast.

Wechselatem-Übung

Sehr wertvoll ist auch die Wechselatem-Übung aus der Yoga-Tradition, die ich dir täglich morgens (und wenn du dich besonders verwöhnen möchtest, auch abends) möglichst bei offenem Fenster für einige Atemzüge empfehle.

Unser Hauptatemstrom wechselt idealerweise regelmäßig etwa alle zwei Stunden von einem Nasenloch zum anderen – dieser Atem-Zyklus ist verbunden mit dem Wechsel der Hemisphären-Dominanz: wenn wir vorwiegend durch das rechte Nasenloch atmen, zeigt dies Dominanz der linken Gehirn-Hälfte in Phasen verstärkter Aktivität, Wachheit und nach außen gewandter Aufmerksamkeit. Atmen wir hingegen vorwiegend durch das linke Nasenloch, dominiert die rechte Gehirn-Hälfte, was einer eher ruhigen, in sich gekehrten und besinnlicheren Phase entspricht.

Unter dem Alltagsstress, und vor allem in einer depressiven Phase, geht dieser ausgleichende Atemstrom-Wechsel leider verloren und damit zugleich die Integration von linker und rechter Gehirn-Hälfte. Mit der Wechselatmung integrierst du deine beiden Hemisphären wieder.

Abgesehen davon bringt diese Atemübung nicht nur die beiden Anteile deines vegetativen Nervensystems ins Gleichgewicht, sondern balanciert auch Gehirn und Körper; was dir hilft, leichter zu entspannen.

Hinzu kommt, dass sie durch ihre ausgleichende Wirkung auf die wichtigen Drüsen im Bereich des Gehirns bei regelmäßigem Gebrauch abwehrstärkend wirkt:

Halte dein rechtes Nasenloch zu und atme durch das linke ein (lege dabei die Zunge an den Gaumen).

Dann halte das linke Nasenloch zu und atme durch das rechte aus (während du deine Zunge wieder senkst).

Bleibe nun beim rechten Nasenloch und atme wieder durch dieses ein (mit der Zungenspitze am Gaumen).

Um dann neuerlich dieses zuzuhalten und durch das linke auszuatmen (mit gesenkter Zunge).

Der Wechsel der Nasenlöcher erfolgt also jeweils zwischen der Ein- und der Ausatmung; während Aus- und Einatmung dann jeweils durch dasselbe Nasenloch erfolgen.

Wenn du dir diese Atemübung täglich morgens für eine Weile gönnst, startest du besser integriert in den Tag.

Und wenn du dich abends vor dem Einschlafen damit verwöhnst, wirst du leichter ein- und dann besser durchschlafen; und gute Schlafqualität hilft dir auch bei der Meisterung deiner Depression.

Aber vor allem solltest du daran denken, wenn du im Stimmungs-Tief gefangen bist – was nicht leicht ist, weil du da ja kaum Zugang hast zu deinen höheren Hirnzentren; dennoch ist es möglich. Und vielleicht möchtest du auch eine Person aus deinem Umfeld bitten, dich an all das, was du in diesem Buch gelernt hast, zu erinnern, wenn es dir nicht gut geht.

Oder du machst dir eine Depressions-Meisterungs-Liste, die du bei Bedarf konsultieren kannst ☺.

Herz-Atmung

Und nun habe ich noch eine wertvolle Empfehlung, die aus der bereits erwähnten „Herz-Intelligenz"-Forschung stammt: die bewusste Herz-Atmung. Sie ist besonders hilfreich, um dich aus einem akuten Stimmungs-Tief zu holen. Erinnere dich daran – oder bitte jemand, dich daran zu erinnern –, wann immer du dich in die Enge getrieben oder überfordert fühlst!

Wenn du dich im Tief erkennst, halte für einige Augenblicke inne und gönne dir eine kleine „Auszeit": erinnere dich daran, dass du in deinem Lebens-Spiel nicht nur Schauspieler/in bist, sondern auch Autor/in und Regisseur/in; dass du daher also jederzeit die Pause-Taste drücken kannst. Tu dies in Gedanken und tritt einen Schritt zurück; dann lenke deine Aufmerksamkeit weg von deinen destruktiven inneren Dialogen und richte sie in die Gegend deines Herzens.

Vielleicht möchtest du dazu eine Hand auf dein Herz legen – tatsächlich oder bloß in der Vorstellung.

Und nun stell dir vor, für eine Weile nicht durch deine Lunge zu atmen, sondern durch dein Herz: fühle sehr bewusst, wie du jeweils 6 Herzschläge lang in dein Herz einatmest und dann wieder 6 Herzschläge lang aus deinem Herzen ausatmest, sodass sich dieses beim Einatmen erweitert und bei der Ausatmung wieder in seine natürliche Größe zurückkehrt…

Auf diese Weise entziehst du deinem bisherigen Fokus auf Deprimierendes die Energie.

Nach einigen Augenblicken der Herz-Atmung vergegenwärtige dir – so weit dir dies im Augenblick möglich ist – ein positives Gefühl: mithilfe einer glücklichen Erinnerung, einer erfreulichen Perspektive, etwas Dankenswertem, eines Erfolgserlebnisses, einer wundervollen Liebeserfahrung oder mit irgendetwas, das dich lächeln lässt…

Und spür, wie sich dein Lächeln entfaltet und nach und nach über dein ganzes Gesicht ausbreitet… zuerst lässt es deine Augenpartie lächeln, sodass deine Lachfältchen erscheinen… und dann bezieht es deine Lippen mit ein und deine Wangen… dann auch deine Kopfhaut und den Hals… und breitet sich nach und nach durch deinen ganzen Körper aus…

Depression und Meditation

Auch tägliche Meditation möchte ich dir ans Herz legen – deren positiven Wirkungen auf den ganzen Organismus sind mittlerweile weltweit in medizinischen Studien nachgewiesen. Aber speziell für die Befreiung aus der Depression ist Meditation ein sehr wertvolles Instrument.

An sich kannst du schon eine gute Tiefenentspannung oder eine ausgiebige Atemübung als Meditation empfinden; aber es gibt unzählige weitere Möglichkeiten zu meditieren. Einige davon habe ich in meinem alltagstauglichen Meditationskurs „Quality Time mit der Seele" zusammengefasst – du findest ihn auf meiner Produktseite.

Eine besonders für unser westliches Gehirn gut geeignete Technik ist die „reflektive Meditation", bei der du mit einem bestimmten Begriff in die Meditation gehst und diesen ausgiebig reflektierst – also darüber nachdenkst und mit Assoziationen spielst. Damit kannst du deine Aufmerksamkeit im Schach halten: „Liebe", „Freiheit", „Wertschätzung", „Entfaltung", „Dankbarkeit", „Wandlung", „Offenheit" wären Beispiele für solche Begriffe...

Wenn das Spiel mit einem Mantra dir lieber ist, dann ist auch dies ein guter Weg – ob du nun „Om" oder „Aoum" singst oder sprichst oder ein anderes Mantra wiederholst wie das tibetische „Om Mani Padme Hum" oder auch das christliche „Amen", bleibt ganz dir überlassen. Ich empfehle dir nur, eines zu wählen, das du magst, das dir ein gutes Gefühl vermittelt und seelenresonant ist.

Natürlich wäre es wichtig, deine Meditationspraxis möglichst regelmäßig durchzuhalten – gerade dann, wenn du unter Depressionen leidest; aber ich weiß aus eigener Erfahrung, dass das nicht immer leicht ist – speziell dann, wenn ich mich im Stimmungs-Tief befinde.

Wenn du dir ein neues Ritual angewöhnen möchtest, ist es generell sinnvoll, dieses an etwas bereits gut Funktionierendes anzuhängen. Auf diese Art unterstützt du dein Gehirn, indem du ihm erlaubst, das Neue mit etwas Altem zu verknüpfen; also bestehende Vernetzungen zu nützen, um neue zu etablieren.

Und genau die brauchst du, um einen Automatismus zu installieren, damit du dich nicht Tag für Tag mühsam daran erinnern musst – was deinem inneren Saboteur eine gute Gelegenheit bietet, sich jedes Mal wieder einzuschalten und alle möglichen Ablenkungen zu finden, damit du „leider keine Zeit" für das gute Neue hast.

Deine tägliche Meditation kannst du natürlich nur an etwas anhängen, was in deinen zeitlichen Rahmen passt – finde also irgendetwas, was du mit einer kleinen oder größeren Pause verbinden kannst, die du dann mit deiner Meditation erfüllst.

Theta-Meditation gegen Depression

Hier möchte ich dir eine Meditation vorstellen, die ich als wertvoll erkannt habe, weil sie Entspannung mit reflektiven Inhalten kombiniert. Dazu hat mich die Beschäftigung mit „The One Command" von Asara Lovejoy inspiriert; zu der du mehr Informationen im Internet findest. Ich empfehle dir hier meinen Text, den du aufnehmen und dir vorspielen kannst – oder nimm meinen Text als Inspiration, um deinen eigenen, sehr persönlichen zu formulieren:

Ich sitze bequem und bin ganz und gar präsent im Hier und Jetzt... präsent in meinem Körper, während ich tief und regelmäßig atme... ich kann spüren, wie sich mein Körper mehr und mehr entspannt... nun richte ich meine Aufmerksamkeit auf meine Füße und kann wahrnehmen, wie aus meinen Fußsohlen dicke Wurzeln in die Erde wachsen... sie gehen tief und immer tiefer... dringen immer weiter vor... bis sie ins Zentrum der Erde reichen... über diese Fußwurzeln verbinde ich mich mit Mutter Erde... und stimme mich auf all das ein, wofür sie steht... und was sie mir anbietet... ihre Fülle und Üppigkeit... ihren klugen Umgang mit der Materie... ihre unendlich kostbaren Schätze wie die wundervollen Edelsteine und edlen Metalle... ich stimme mich ein auf ihre schöpferischen Kräfte, die in ihrer enormen Fruchtbarkeit andauernd Neues hervorbringen... und als Kind von Mutter Erde habe ich Zugang zu all ihren Ressourcen... dankbar genieße ich dieses satte, Geborgenheit schenkende Erdgefühl...

Mit all diesen Geschenken gehe ich nun wieder nach oben… nehme all die Informationen von Mutter Erde mit und lass mich durch meine Wurzeln, die Beine und das Wurzel-Chakra nach oben schweben… geh hoch durch mein Sakral-Chakra und meinen Solarplexus… bis in mein Herz-Chakra… und spür tiefe Liebe in meinem Herzen aufblühen… und kann nun wahrnehmen, wie nicht nur von unten, sondern auch von oben Liebesenergie in mich einfließt… Liebe aus der Erde erfüllt mich durch meine Fußwurzeln… und Liebe aus dem Kosmos fließt durch mein Scheitel-Chakra in mich ein… diese beiden Energiestrahlen vereinen sich in meinem Herzen… und stärken hier meine eigene Liebe… mit jedem Einatmen strömt mehr und mehr kosmische und Erdenergie in mich herein… und während des Ausatmens strahle ich diese Liebesenergie in alle Richtungen aus…

Nun kann ich über mir einen hell leuchtenden goldenen Lichtstrahl wahrnehmen, der mich wie zu rufen scheint… so richte ich mit geschlossenen Augen meinen Blick nach oben und folge diesem Lichtstrahl… schwebe ihm entgegen… aus meinem Kopf durch meinen Scheitel hinaus in die Erdatmosphäre… schwebe durch das Magnetfeld der Erde… geh immer höher und höher… schwebe weiter durch unsere Galaxie… vorbei an allen Planeten… weiter und weiter nach oben… durch das schwarze Nichts des Weltraumes… die samtene Leere… und tauche nun ein in das weiße Licht der Schöpferebene… dieses strahlende Licht empfängt mich… heißt mich liebevoll willkommen… es ist wie ein Heimkommen im Raum der Potenzialität… von hier aus wird alles erschaffen… nach wie vor sind meine Augenlider geschlossen und mein Blick ist nach oben gerichtet… ich befinde mich im Thetazustand und kreiere nun in meinem Geist den neuen Zustand meines Seins…

Ich weiß nicht, wie ich meine Depression loslasse, ich weiß nur, dass ich jetzt freudvoll und mit Leichtigkeit meine Depression loslasse, und ich bin erfüllt von Lebensfreude und zutiefst dankbar…

Ich weiß nicht, wie ich mich aus der belastenden Stimmung befreie, ich weiß nur, dass ich jetzt frei bin und mich befreit fühle aus der belastenden Stimmung, die mich immer wieder einholt, und ich bin erfüllt von Leichtigkeit und zutiefst dankbar…

Ich weiß nicht, wie ich meine Müdigkeit loswerde, ich weiß nur, dass ich mich jetzt rundum wohl fühle, weil ich sämtliche Schmerzen, Missempfindungen und Verspannungen mit Freude und Leichtigkeit losgelassen habe, und ich bin erfüllt von Frische und Wohlgefühl und zutiefst dankbar…

Ich weiß nicht, wie ich meine deprimierenden Gedanken loslasse, ich weiß nur, dass ich jetzt ganz und gar im Frieden bin, weil ich all meine deprimierenden Gedanken mit Leichtigkeit losgelassen habe, und ich bin erfüllt von Freude und zutiefst dankbar…

Ich weiß nicht, wie ich meinen Kummer verabschiede, ich weiß nur, dass ich jetzt überaus glücklich bin, weil ich jeglichen Kummer freudvoll und mit Leichtigkeit verabschiedet habe, und ich bin glücklich und zutiefst dankbar…

Ich weiß nicht, wie ich meine Ängste loslasse, ich weiß nur, dass ich jetzt mutig und ganz und gar in meiner Kraft bin, weil ich all meine Ängste leicht und freudvoll losgelassen habe, und ich bin erfüllt von Mut und Zuversicht und zutiefst dankbar…

Ich weiß nicht, wie ich mich aus meinen Schuldgefühlen befreie, ich weiß nur, dass ich jetzt herrlich erleichtert bin, weil ich mich mit Leichtigkeit aus all meinen belastenden

Schuldgefühlen und Gewissensbissen befreit habe, und ich bin erfüllt von Selbstliebe und zutiefst dankbar…

Ich weiß nicht, wie ich meine Zweifel verabschiede, ich weiß nur, dass ich jetzt voller Vertrauen bin, weil ich all meine Zweifel leicht und mit Freude verabschiedet habe und endlich Klarheit über meinen Seelenweg habe, und ich bin erfüllt von Zuversicht und zutiefst dankbar…

Ich weiß nicht, wie meine Trauer loslasse, ich weiß nur, dass ich mich jetzt erleichtert und wunderbar leicht fühle, weil ich all die Trauer, die mein Herz beschwert hat, freudvoll und leicht losgelassen habe, und ich bin erfüllt von Glückseligkeit und zutiefst dankbar…

Nun lasse ich mir Zeit, um die Verwirklichung dieser Befehle in meinem ganzen System wahrzunehmen… dabei bleibe ich im Licht und weite mich aus… dehne mich in alle Richtungen aus… werde ganz weit und empfänglich… wie ein riesiges, weit geöffnetes Gefäß, das die neue Realität in sich aufnimmt… ich dehne mich weit über meine eigenen Gedanken, Vorstellungen, Erwartungen und Wünsche aus… und lass mir Zeit, das neue Wohlgefühl und die wohltuende Leichtigkeit mit allen Sinnen wahrzunehmen und sich fest in mir zu verankern…

Ich nehme einen DNA Strang und drehe ihn linksherum aus… dreh alles aus, was mich bisher belastet und an der Verwirklichung meiner Wünsche, Ziele und Visionen gehindert und boykottiert hat… dreh aus und aus und aus… so lange, bis meine DNA rein und frei ist… stattdessen drehe ich meinen DNA Strang rechtsherum ein… dreh die neue Realität ein… dreh mein neues Wohlgefühl und wiedergefundene Lebensfreude ein und ein und ein… und präge meine DNA damit…

Dann lasse ich mich aus dem weißen Licht wieder langsam nach unten sinken… hinein in das samtene Nichts… entspanne meine Augen und lass mich weiter sinken mit-

samt meiner neuen Realität... hinein in das Planetensystem... geh tiefer und tiefer... durch den Erdmagnetgürtel hindurch... tauche dann wieder durch meinen Kopf in meinen Körper hinein... lass mich durch meine Körpermitte sinken... erfüllt von meiner neuen Realität... vorbei an meinem Herzen... geh tiefer und tiefer durch mein Becken, die Beine und meine Wurzeln hindurch... lass mich immer tiefer sinken bis zum Herzen der Erde... und informiere Mutter Erde mit meiner neuen Klarheit... auch die Erde weiß nun von meiner neuen Realität und unterstützt mich in der Verwirklichung...

Nun lass ich mich wieder nach oben schweben... geh hoch durch meine Wurzeln... über meine Füße und die Beine... schwebe durch meine Körpermitte hoch bis in mein Herz und lege dort die neue Information ab... bin voller Vertrauen, dass sie sich nun verwirklicht...

Dann kehre ich langsam wieder zu meinem tief entspannten Körper zurück... erfüllt von tiefer Dankbarkeit für die neu erschaffene Realität... zuversichtlich und vertrauensvoll öffne ich langsam die Augen... und bin wieder ganz wach, herrlich entspannt und ganz und gar im Hier und Jetzt...

Wenn es dich nicht zu sehr irritiert und dich aus der Meditation herausholt, kannst du während der „Ich weiß nicht wie..." Sätze leicht mit deinen Fingerspitzen auf dein Brustbein klopfen; und danach, also während der Wahrnehmung der Wirkung dieser Sätze, auf dein drittes Auge (also zwischen und etwas oberhalb deiner Augenbrauen) – wenn sich das für dich gut und stimmig anfühlt.

„Dialog der Hände"

Der „Dialog der Hände" ist eine geniale Technik zur Bewusstseinserweiterung, der dir in vielerlei Hinsicht wertvolle Dienste erweisen wird. Speziell im Umgang mit deiner Depression kann er dir helfen, die bei dir wirksamen Ursachen zu erkennen. Und wenn du dich als alleingeborenen Mehrling erkennst, kannst du Kontakt aufnehmen mit deinem früh heimgekehrten Zwilling (oder deinen Mehrlingen).

Aber du kannst auch Kontakt aufnehmen mit deiner Seele, die entschieden hat, dich innerhalb einer der Wellen der Freiwilligen inkarnieren zu lassen – wenn dies auf dich zutrifft. Sowie mit deinen Vorfahren, wenn es um Depression aus der Ahnenreihe geht; aber auch mit anderen Familienmitgliedern, ob diese deine Depression teilen oder du das einzig davon betroffene Mitglied bist.

Darüber hinaus kannst du Kontakt aufnehmen mit deinem parallelen Selbst, dessen Depression du übernommen hast, oder mit anderen, bei denen du dich „angesteckt" hast; aber du kannst auch mit einem morphogenetischen Feld kommunizieren…

Wenn dich diese Technik auf den ersten Blick nicht anspricht, empfehle ich dir, sie dennoch möglichst unvoreingenommen zu versuchen – du hast nichts zu verlieren, aber ungemein viel zu gewinnen.

Auch ich habe anfangs gezögert, mich darauf einzulassen; aber dann waren die Ergebnisse so erstaunlich und wertvoll, dass der „Dialog der Hände" seither einen festen Platz in meinem Leben hat – aber auch in all meinen Büchern und anderen Wegen der Beratung und Begleitung resonanter Menschen, die zu mir finden.

Die Technik an sich beruht auf der Tatsache, dass wir zwei Gehirnhälften haben, die jeweils eigene Funktionsbereiche erfüllen. Und natürlich sind diese über den so genannten Balken (das Corpus Callosum) anatomisch miteinander verbunden; allerdings ist bei den meisten von uns das Hirn nicht in idealer Weise integriert. Daher funktioniert der Informationsaustausch zwischen linker und rechter Hemisphäre nicht so durchgehend, wie es eigentlich zu wünschen wäre; somit können einander die beiden Gehirnhälften nicht so ergänzen, wie es eigentlich sein sollte.

Und der „Dialog der Hände“ ist eine wundervolle Möglichkeit, unsere beiden Hemisphären – und damit zugleich die zwei Pole unserer Persönlichkeit – miteinander zu verbinden; also unser Gehirn zu integrieren.

Wenn du dir mehr Theorie und praktische Anwendungsmöglichkeiten zu dieser Technik wünschst, findest du sie in meinem Buch: „Bewusstsein erweitern – der Blick in deine Seele“.

Schreibe deiner Seele (deiner inneren Stimme, deinem Höheren Selbst, deinem Göttlichen Anteil – wie auch immer du diese Instanz nennen möchtest) mit deiner rechten Hand, wenn du rechtshändig bist; oder mit deiner linken, wenn das deine dominante Schreibhand ist.

Schreibe ihr all das, was dir aktuell in Bezug auf deine Depression am Herzen liegt und frage sie nach all dem, was du wissen, erkennen und verstehen sollst; aber auch wie sie dir helfen kann, dich daraus zu befreien.

Dann leihe deiner Seele deine linke Hand und lass sie dir über dein Herz antworten; das sich gern über deine linke Hand ausdrücken wird – auch wenn du linkshändig bist, denn deine linke Hand kommt ja schon sprichwörtlich „vom Herzen“.

Wer oder was tut dir nicht gut?

In den letzten Kapiteln haben wir uns angesehen, was dir alles helfen kann, deine Depression zu meistern – einerseits Erklärungen zu möglichen Ursachen, andererseits hilfreiche Techniken zur Befreiung daraus.

Nun möchte ich dich auf all das hinweisen – bzw. dich daran erinnern –, was dir alles nicht guttut; was deine depressive Anlage also noch verstärkt und dich immer wieder ins Stimmungs-Tief „abstürzen" lässt. Damit du dies vermeiden und dir so manches Tief ersparen kannst.

Einerseits sind das Menschen – vor allem jene, in deren Gegenwart du dich klein gemacht und minderwertig fühlst; die dich in deiner Selbstsabotage stärken und dich immer wieder triggern; Menschen, die vielleicht sogar bewusst in deinen Wunden bohren und dich manipulieren; in deren Gegenwart du dich müde, ausgelaugt und schwach fühlst; die dich ausbeuten und in deiner Gutmütigkeit ausnützen; die dein Vertrauen und deine Zuversicht untergraben; die sich selbst groß fühlen, indem sie dich unterdrücken und erniedrigen; Menschen, die in ihren Narzissmus Gift für dein Seelenheil sind...

Solche Menschen solltest du meiden, wenn es irgend möglich ist. Und wenn dies wirklich nicht möglich ist, also nicht nur die Behauptung deines inneren Saboteurs, dann trachte danach, dich vor ihrer fatalen Wirkung zu schützen. Ich weiß, dass es nicht leicht sein mag, sich von Familienmitgliedern aus dieser Riege zu befreien, aber zumindest gilt es, genügend Selbstfürsorge an den Tag zu legen, um uns gegen sie zu schützen – etwa durch eine energetische Lichthülle. Und vor allem unser inneres Kind für die offenen oder versteckten Attacken zu trösten und ihm all die Liebe zukommen zu lassen, die es nicht bekommen hat.

Neben diesen Menschen gibt es auch Tätigkeiten, die eine ähnlich klein machende Wirkung auf uns haben – auch diese sollten wir uns ersparen.

Ebenso wie Dinge, die sich so auswirken. Das können beispielsweise Erinnerungsstücke sein, die uns immer wieder deprimieren, wenn wir sie bewusst wahrnehmen; aber auch wenn wir sie unbewusst wahrnehmen, weil sie in unserem Sichtfeld sind. Das können beispielsweise Erinnerungsstücke an eine Person sein, die uns erniedrigt und gequält hat; oder auch Erinnerungen an eine Situation, in der wir klein gemacht wurden.

Welche Personen, auf die diese Beschreibung passt, fallen dir ein?

Welche Tätigkeiten?

Und welche Dinge?

Bist du bereit, sie alle gehen zu lassen?

Bist du bereit, dies für dein Seelenheil zu tun?

Dann gratuliere ich dir – und möchte dir ans Herz legen, Geduld mit dir zu haben, wenn dir dieses Loslassen nicht auf Anhieb gelingt. Geh behutsam mit dir um!

All diese Personen, Tätigkeiten und Dinge sind fest in deinen Gehirnbahnen verankert – je länger du sie in deinem Leben hast, umso fester. Daher mag es eine Weile dauern, dich davon zu befreien. Aber der Aufwand lohnt sich und du solltest dich dessen als wert erachten!

Depression und Resonanzgesetz

Das Gesetz der Resonanz habe ich bereits angesprochen; aber weil ich es – generell, vor allem aber in Bezug auf Depression – so wichtig finde, möchte ich hier noch einmal näher darauf eingehen.

Einerseits kann das Resonanzgesetz Depression mit verursachen; andererseits kann es uns helfen, diese zu meistern. Denn wenn wir erkennen, dass es eine der Ursachen für die dunkle, schwere und lähmende Enge ist, können wir es gezielt dazu nützen, uns daraus zu befreien.

Als Ursache kann es unterschiedlich zur Wirkung kommen – immer geht es dabei jedoch darum, dass wir durch unsere depressive Stimmung geradezu magnetisch sind für deprimierende Erfahrungen und Begegnungen; aber auch mit Menschen, die uns weiter in die Depression „eintauchen". Einerseits, indem sie uns klein machen und uns in unserem ohnehin nicht besonders ausgeprägten Selbstwert schwächen; andererseits, indem sie immer wieder unsere Trigger auslösen, also alte Wunden wieder aufreißen.

Aber es macht uns auch magnetisch für all jene, von deren Depressionen wir uns „anstecken" lassen – und zwar aus der Vergangenheit, der Gegenwart und der Zukunft; die ja im Grunde alle in einem ewigen Jetzt präsent sind.

Wenn du selbst gerade in einer leicht depressiven Stimmung bist, dann bist du aufgrund des Resonanz-Gesetzes magnetisch für all das Leid der Welt und hast die Tendenz, dieses empathisch zu übernehmen; was deine eigene Depression vertieft. Und das macht dich noch empfänglicher, sodass du noch mehr Leid übernimmst, was dein Stimmungs-Tief noch weiter vertieft...

Das kann wirklich mit einer Kleinigkeit beginnen und dich nach und nach in einen tiefen Abgrund „saugen“ – und dann fragst du dich irgendwann, warum du so tief „abgestürzt“ bist. Ganz einfach: du bist dem Gesetz der Resonanz gefolgt.

Aber ebenso kannst du dieses Gesetz nützen, um dich wieder aus deinem Tief herauszuholen: indem du bewusst danach trachtest, Schritt für Schritt in höhere Schwingungen – und sich besser anfühlende Emotionen – hochzuhieven.

Ich gebe dir ein Beispiel:

Nehmen wir an, du wachst morgens auf und beim Blick aus dem Fenster bedrückt dich das düstere Novembernebelgrau. Wenn das Wetter einen maßgeblichen Einfluss auf deine Stimmung hat – und das ist bei den meisten unter Depressionen Leidenden der Fall –, dann wird der ungute Traum, den du davor vielleicht noch hattest, besonders lang in dir nachwirken. Mit dieser Ausstrahlung ist die Wahrscheinlichkeit groß, auch von deinen Mitmenschen nicht so liebevoll behandelt zu werden, wie du es dir wünschst. Denn möglicherweise fühlen sie sich nicht gut, weil deine bedrückte Stimmung ihnen das Gefühl vermittelt, du hättest etwas gegen sie oder wärst ihnen böse. Also reagieren sie vielleicht schroff und abweisend – speziell wenn sie sich selbst nicht gerade im Stimmungs-Hoch befinden. Dies lässt deine Stimmung weiter absacken und deine Ausstrahlung noch dunkler werden; was deinen Mitmenschen in seiner trüben Stimmung noch weiter belastet. So zieht ihr einander gegenseitig stimmungs- und schwingungsmäßig hinunter in die dunkle, enge und lähmende Schwere.

Das wäre die eine Richtung, in der das Gesetz der Resonanz wirken kann.

Ein Beispiel für eine andere, heilsamere Richtung wäre die Reaktion einer Person aus deinem Umfeld, der es gerade emotional gut geht, und die daher fähig ist, deine Depression zu erkennen und nicht auf sich zu beziehen. Dann kann sie mit ein paar lieben Worten positiv und stimmungs-erhellend auf dich einwirken – dich also stimmungs- und schwingungsmäßig hochziehen.

Leider ist das aufgrund des Resonanzgesetzes weniger wahrscheinlich als die andere Variante. Denn da wir eher stimmungsmäßig resonante Menschen anziehen, dürfen wir es als Glücksfall sehen, wenn uns in unserer Depression glückliche Menschen begegnen – und dann auch noch positiv auf uns reagieren. Denn selbst wenn es solche Personen gibt, scheinen wir inmitten unserer Depression so etwas wie eine Tarnkappe für sie zu tragen. Das heißt, sie befinden sich zwar in unserer Nähe, nehmen uns aber kaum wahr – es sei denn, sie wären sehr empathisch und zugewandt. Dann erreichen sie uns trotz der Nebelwand, hinter die uns unsere Depression zu verbergen scheint.

Eine andere Möglichkeit, wie du das Resonanzgesetz in erhellender und erhebender Weise nützen kannst, ist dein eigener Mut, mit dem du dich aus dem Sumpf ziehen kannst. Das ist nicht leicht, kann aber gelingen, wenn du dir gewahr wirst, dass das nächste Stimmungs-Tief naht und rechtzeitig die Handbremse ziehst, indem du bewusst Glückshormone mobilisierst. Wie dir das gelingt, habe ich dir ja bereits erklärt: indem du dir irgendetwas vergegenwärtigst, was dich gut – oder zumindest besser – fühlen lässt. Die magische Frage dazu lautet:

„Welcher Gedanke fühlt sich besser an?“

Oder noch besser:

„Welcher Gedanke, der mir in diesem Augenblick zugänglich ist, fühlt sich besser an?“

Denn wenn es dir psychisch nicht gut geht, sind beglückende Gedanken nicht so leicht in Reichweite. Aber irgendetwas, wofür du dankbar sein kannst, müsste sich finden – zumindest etwas besonders Ungutes, das jetzt nicht der Fall ist. Dazu hilft ein Blick in die Welt und auf all die Menschen, die gerade leiden.

Allerdings besteht bei diesem Blick die Gefahr, anlässlich all des Leids noch trauriger zu werden. Wenn du das vermeiden und stattdessen deine Dankbarkeit mobilisieren kannst, dann könnte das ein Weg heraus aus deinem Kummer sein.

Wenn das für dich nicht funktioniert, dann finde irgendetwas anderes, was dir zumindest eine kleine Freude bereitet; denn damit schwingst du dich etwas hoch und hast auf dem neuen Schwingungslevel eher die Chance, dich noch höher zu hieven. Damit wirkt das Gesetz der Resonanz als eine Art „Hochheber".

Eine andere Möglichkeit wäre, eine Person, mit der du viel Zeit verbringst, die dir also leicht zugänglich ist, zu bitten, dich bei diesem Höher-Schwingen zu unterstützen. Wenn sie dich liebt, wird sie das gern für dich tun und danach trachten, dich in der Mobilisierung deiner Glückshormone zu unterstützen. Dazu wäre es gut, ihr zu verraten, welche positiven Emotionen gut als „Hochheber" funktionieren, damit sie dich dann, wenn es dir schlecht geht, an einen der Anlässe für eine höher schwingende Emotion erinnern kann.

„Kannst du dich an … erinnern?"

„Wie war das eigentlich damals, als du so erfolgreich warst?"

„Hast du Lust, mit mir einen Waldspaziergang zu machen?"

„Magst du auf einen Tee / Kaffee zu mir kommen?"

„Wie geht es dir, wenn deine Katze auf deinem Schoß liegt?“

„Wie geht es dir, wenn dich dein Hund beim Heimkommen begrüßt?“

„Hast du Lust, mit mir zum Konzert von … zu gehen?“

„Freust du dich schon auf unseren Urlaub in …?“

„Was sagst du zu diesem wundervollen Regenbogen?“

„Wie gefällt dir dieses Bild?“

„Wie wäre es mit einem Plausch bei einem Glas Wein?“

„Erinnerst du dich, als wir so über … gelacht haben?“

„Bist du stolz auf deinen Sohn, weil er …?“

„Bist du deiner Tochter dankbar, weil sie …?“

„Hast du Lust auf eine Partie Schach?“

„Magst du mit mir eine kleine Fahrt ins Grüne machen?“

Fragen sind übrigens besser als Anregungen mit einem Rufzeichen am Ende, weil sie das Gehirn der adressierten Person aktivieren und sie aus dem Höhlenmenschen Modus herausholen und zur Reflexion anregen.

Und nein, solche Fragen sind nicht als Ablenkungsmanöver gedacht, sondern als Motivation, die selektive Wahrnehmung umzulenken. Wie ich hier schon ausgeführt habe, gibt es ja immer Ursachen für jede depressive Phase (das ist zumindest meine Ansicht); aber diesen Ursachen können wir unter der Wirkung unserer Stresshormone nicht auf den Grund gehen. Dazu gilt es, in unsere Glücks-Chemie zu wechseln, in der wir unser physisches, mentales und emotionales Potenzial zugänglich haben. Und all das brauchen wir für diese Ursachenforschung und (dort, wo es möglich ist) Ursachenbehebung.

Also wenn du selbst unter Depressionen leidest, empfehle ich dir, eine (oder auch einige, damit eher die Wahrscheinlichkeit gegeben ist, jederzeit Hilfe zu finden) Person zu finden, die bereit ist, dir im Falle eines „Absturzes“ die Hand zu reichen, um wieder aus der dunklen, schweren und lähmenden Enge heraus zu finden. Und diese helfende Hand kann dir als eine dieser – oder ähnlicher – Fragen zukommen. Oder aber in Form von liebevollen Worten und Gesten des Trostes, der Bestätigung, Fürsorge, Ermutigung und Wertschätzung. Manchmal reicht schon eine lange und innige Umarmung.

So nützt du das Resonanzgesetz bewusst als Kraft, die dich in eine höhere Frequenz (Stimmung und Schwingung) hochzieht – die aus dir selbst stammen oder als wie auch immer helfende Hand von außen auf dich zukommen kann.

Eine weitere Möglichkeit, das Gesetz der Resonanz in seiner heilsamen Wirkung zu nützen, ist Kontakte mit Menschen oder Situationen zu vermeiden, von denen du weißt, dass sie dich allzu leicht triggern. Und das ist meiner Ansicht nach nicht ein Akt der Feigheit, sondern der Vernunft.

Wenn du unter Höhenangst leidest, wirst du dir vermutlich Freeclimbing oder Bungeejumping ersparen; wenn du extreme Flugangst hast, wirst du nicht unbedingt als Flugbegleiter oder Pilotin arbeiten; wenn du unter Klaustrophobie leidest, wirst du von einer Astronauten-Karriere absehen; wenn du Angst vor Spinnen hast, wirst du dir kein Terrarium mit einer übergroßen Vogelspinne anschaffen; wenn du Angst vor dem Wasser hast, wirst du nicht tauchen gehen…

So gibt es sicher Menschen oder Situationen, die dich regelmäßig aus deiner Mitte katapultieren – und ich finde, es ist ein Akt der Selbstwertschätzung, diese zu meiden.

Du siehst also, du kannst das Gesetz der Resonanz bewusst einsetzen, damit es dir trotz deiner depressiven Anlage besser geht; aber du solltest es vor allem nützen, um den Ursachen deiner Depressionen auf die Spur zu kommen – mit der Frage:

„Was bringt mich immer wieder in Gefahr, „abzustürzen“?“

„Welcher Magnetismus wirkt mit dieser oder jener Person, indem mich die Begegnung mit ihr immer wieder in die dunkle, enge und lähmende Schwere sinken lässt?“

„Warum ist die Depression so verbreitet in meiner Familie?“

„Was hat meine trübe Stimmung samt Suizidgedanken mit meiner Herkunft zu tun?“

„Könnte meine Depression damit zusammenhängen, dass ich mich hier nicht wirklich geborgen und daheim fühle?“

Noch etwas Spezielles fällt mir in diesem Zusammenhang ein: Nachrichten. Es gibt unterschiedliche Zugänge dazu – die einen sehen sich überhaupt keine Nachrichten mehr an, weil sie diese so deprimierend finden; andere wiederum nützen das, was sie in den Nachrichten besonders tangiert, als wertvollen Spiegel.

Keineswegs möchte ich dir die Entscheidung abnehmen, wie du es hältst; ich möchte dir nur einen Zugang zu diesem Thema vorstellen, über den du Nachrichten mit all ihren deprimierenden Inhalten nützen kannst, Ursachen deiner Depression zu entdecken.

Was auch immer uns tangiert – an anderen und an der Welt – tangiert uns; geht uns also etwas an. Also können wir es als Spiegel für etwas nützen, das auch in uns wirkt. Auch das hat mit dem Resonanzgesetz zu tun.

Dazu kannst du dir Fragen wie die folgenden stellen:

„Was könnte ich gegen Korruption und Lügen tun?“

Beispielsweise jene Politiker wählen, die nicht lügen und korrupt sind…

„Was könnte ich gegen die Umweltverschmutzung tun?“

Beispielsweise Müll trennen und bewusster mit Energie umgehen…

„Was könnte ich gegen all das Tierleid tun?“

Beispielsweise mir ein Tier aus einem Tierheim nehmen und ihm ein wundervolles Leben bieten; weniger oder gar kein Fleisch mehr essen…

„Was könnte ich gegen all die Kriege tun?“

Beispielsweise Frieden in mir und meinem Umfeld schaffen. Denn tatsächlich wirkt sich all das, was wir – jeder und jede einzelne von uns – in unserem kleinen Kreis tun, auch auf die Welt aus…

Natürlich würde ich dir nicht empfehlen, dich diesen Fragen mitten in einer tiefen Depression zu stellen; denn dann würden sie dich vermutlich nur noch tiefer eintauchen. Aber wenn es dir gerade besser geht, kannst du dir – nachdem du dein Gehirn eingeschaltet hast und im Vollbesitz deines Potenzials als Homo Sapiens Sapiens bist – überlegen, was du tun kannst, um deinen Beitrag zu einer besseren Welt zu leisten.

Und dann geht es dir vermutlich besser, weil du dich nicht mehr so hilflos fühlst…

Nun möchte ich es dir überlassen, zu überlegen, inwiefern sich das Resonanzgesetz auf deine depressive Gestimmtheit auswirkt – und wie du es zur Heilung nützen könntest.

Depression und Transformation

Depression kann – ähnlich wie hartnäckige Schlafstörungen – auch Ausdruck dafür sein, dass sich unser Ego gegen den anstehenden Wandel und die nötige psychische Erneuerung wehrt. Dann möchte uns unsere Seele aufwecken und wach halten; und sieht unter Umständen eine depressive Verstimmung als einzigen Weg, unser Ego aufzurütteln.

Wir alle leben in einer Phase intensiver und grundlegender Transformation – dafür gibt es sowohl in der Welt als auch in den meisten von uns zahlreiche Anzeichen. Und eines davon ist die weltweit zunehmende Depression, die heute alle Altersstufen betrifft und das Gesundheitssystem ebenso überfordert wie die Volkswirtschaft.

Daher lag es mir am Herzen, dieses Buch zu schreiben, um dir, die oder der du es gefunden hast, zu helfen, deine Depression zu meistern und damit einen wertvollen Beitrag für die Welt zu leisten.

Denn da mich das holographische Weltbild sehr anspricht, gehe ich davon aus, dass wir alles, was wir an uns selbst heilen, zugleich auch an der Welt heilen – und das gilt natürlich auch für dich in der Umsetzung meiner Anregungen: mit jedem Schritt in Richtung Meisterung deiner Depression machst du die Welt ein wenig heller, leichter und weiter…

Ist das nicht ein beglückender Gedanke?

Mir hilft er, mein Gefühl der Hilflosigkeit abzulegen, das wohl nicht nur bei mir eng mit der Depression verbunden ist. Und ich freue mich, wenn er auch dich anspricht.

Wer in mir ist eigentlich depressiv?

An früherer Stelle habe ich bereits erwähnt, dass ich dich – so wie uns alle – als hell strahlendes, liebevolles Göttliches Lichtwesen sehe, das hier auf der Erde eine materielle Erfahrung macht. Und als solches kannst du dir immer wieder, wenn dich deine Depression einholt, die Frage stellen:

„Wer in mir ist eigentlich depressiv?"

Deine Seele, dein Höheres Selbst oder dein Göttlicher Funke (wie auch immer du diesen Aspekt nennen möchtest) kann nicht depressiv sein – das ist einzig und allein eine „Fähigkeit" deines Egos.

Wenn du also deprimiert bist, dann bedeutet das, dass du dich mit deinem Ego identifizierst und vergessen hast, wer du in Wahrheit bist. Und das bedeutet zugleich, dass du dich bloß an dein wahres Wesen erinnern muss, um dich aus der dunklen, schweren und lähmenden Enge deiner Depression zu befreien.

Dazu dient auch das Abheben in die Position eines Beobachters, die ich ja bereits ausführlich beschrieben habe; aber dazu dient auch die aufrüttelnde Frage:

„Wer in mir ist eigentlich depressiv?"

Wenn es dir gelingt, dir diese inmitten einer depressiven Phase zu stellen – wie tief dieses Tief auch gerade sein mag –, dann kann es sein, dass sie dich augenblicklich herauskatapultiert. Ich sage ehrlich: mir gelingt das nicht immer, aber wenn es mir gelingt, kann ich die wohltuend befreiende Wirkung augenblicklich wahrnehmen – wie ein rettendes Ahja-Erlebnis.

Daher lege ich diese Frage auch dir wärmstens ans Herz!

Medikamente und Depression

Zum Schluss möchte ich noch einen Faktor ansprechen, an den bei Depressionen oft nicht gedacht wird; der aber durchaus Einfluss auf deine Gestimmtheit haben kann.

Ja, es gibt nicht nur Medikamente gegen Depression, sondern es gibt auch solche, die Depression als Nebenwirkung haben oder bestehende Depressionen verstärken, ja sogar zu Suizidgedanken führen.

Daran solltest du vor allem denken, wenn du auf einmal ohne Ursache deprimiert bist, nachdem du ein neues Medikament bekommen hast. Dann kann auch dieses hinter deiner Depression stehen.

Auf die Psyche niederschlagen können sich Medikamente gegen Hepatitis, Malaria oder Akne; auch manche Antibabypille kann Depressionen auslösen oder verschlimmern, ebenso wie Statine und Mittel gegen Epilepsie oder Migräne; Mittel zur Rauch-Entwöhnung sowie Appetitzügler können ebenso zu Depressionen führen wie jene gegen hormonbedingten Haarausfall oder gutartige Prostatavergrößerung; aber auch Antibiotika und Medikamente gegen Asthma…

Verlasse dich bitte nicht auf diese Liste – sie mag nur ein Hinweis sein, dass du deine Medikamenten-Einnahme hinterfragen kannst, wenn du auf einmal unter Depressionen leidest – aber bitte setze Medikamente, die dir dein Arzt oder deine Ärztin verschrieben hat, nicht eigenmächtig ab, sondern kläre in einem offenen Gespräch, ob es da einen Zusammenhang geben kann – und wie du weiter vorgehen solltest!

Mein Dank geht...

... auch in diesem Buch wieder an meine geliebte Tochter für ihre stets konstruktiven und wohltuend humorvoll vorgebrachten Empfehlungen, mit denen sie mich auch in der Entstehung meiner Bücher begleitet. Vor allem aber für die aufmerksame Reduktion meiner obligaten „guatemaltekischen Teppichwebfehler" in ihrem aufmerksamen Lektorat: in Guatemala weben die Teppichweber in jeden Teppich absichtlich zumindest einen Fehler, weil für sie nur Gott perfekt sein darf – sieh daher bitte die restlichen Tippfehler als Zeichen meiner Demut.

... an all jene Menschen, die mir geholfen haben, besser mit meiner Depression umzugehen.

... an all jene, die mich getriggert und so gezwungen haben, mich mit meiner Depression auseinanderzusetzen.

... an meine Seele, die mir noch einmal erlaubt hat, in die dunkle, schwere Enge einzutauchen, um mit meiner Depression in den Ring zu steigen und dieses Buch zu schreiben.

... auch in diesem Buch an meinen Vater, der auch starke depressive Tendenzen hatte und nun befreit ist; sich aber von „drüben" auch bei diesem Buch eingebracht hat. Wieviel hätte ich gegeben, wenn ich auch ihm helfen hätte können, all den Schmerz nach seinen grauenhaften Erlebnissen im Krieg zu heilen!

... last but not least an meine Verlegerin Angelina Schulze, die mittlerweile zur lieben Freundin geworden ist; die mich in unserer fruchtbaren Arbeitsbeziehung immer wieder fordert und fördert – und mit ihren Anforderungen immer weiter in mich hinein wachsen lässt.

Mein Dank und meine Bitte an dich

Dir als Leserin oder Leser sage ich aus tiefstem Herzen:

„Danke, dass du dieses Buch erworben hast und bereit bist, dich für meine Empfehlungen und Anregungen zu öffnen!"

Als Kapitänin oder Kapitän deines Lebensschiffes bestimmst du im Wesentlichen, wie sich deine Reise gestaltet; aber manchmal ist es hilfreich, einen Lotsen zu haben – und als solcher begleite ich dich gern ein Stück des Weges, wenn du dir das wünschst.

In dieses Buch ist all meine Begeisterung, Fürsorge und Liebe eingeflossen, um dir zu helfen, deine Depression zu meistern – daher würde ich mich sehr freuen, wenn du dir kurz Zeit nimmst und mir ein Feedback (beispielsweise auf Amazon) hinterlässt; du ermöglichst mir damit, in Zukunft noch mehr Menschen zu erreichen.

Würdest du mir bitte diesen Gefallen tun?

Vielen herzlichen Dank!

Kontakt zur Autorin

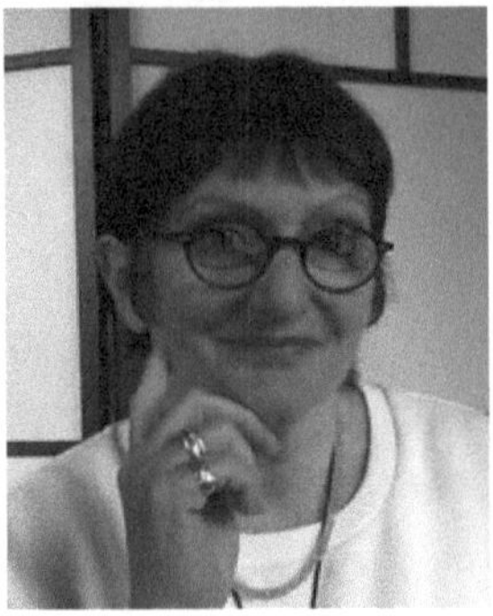

Dr. Michelle HAINTZ

Wer bin ich?

Als ursprünglich ausgebildete Ärztin bin ich heute vorwiegend als Autorin, Medium und bildende Künstlerin tätig. Parallel dazu wirke ich in Seminaren (vor allem online), Gruppen und (selten) der Einzelbegleitung als Persönlichkeits-Trainerin.

Worin sehe ich meine Lebensaufgabe?

Ich begleite Menschen, die in Resonanz mit mir schwingen, in die freudige und lustvolle Entfaltung ihres Potenzials und bei ihrem Aufstieg in die fünfte Dimension, also zur Neue Erde. Dabei geht es um Bewusstseinserweiterung und Befreiung aus alten Mustern, die uns in der dritten Dimension festhalten – und mein wichtigstes Credo ist dabei:

„Wir brauchen nicht über uns selbst hinaus zu wachsen, wir sind groß genug. Es reicht, wenn wir damit aufhören, uns selbst kleiner zu machen, als wir sind; aber auch Anderen nicht mehr erlauben, uns klein zu machen. Es gilt also letztlich, unsere wahre Größe einzunehmen, indem wir in uns selbst hineinwachsen!"

Wichtige Ansprechpartner sind HSP (hochsensible und hochsensitive Persönlichkeiten), Empathen, Menschen, die als „alleingeborener Zwilling" zur Welt gekommen sind sowie Scanner Persönlichkeiten.

Meine Webseiten sind:

https://michellehaintz.com/

https://lebenswert365.info/

https://quanten-bewusstheit.de/

https://seelenbilder-galerie.de/

https://alleingeborener-zwilling.com/

E-Mail:

dr.michelle.haintz@aon.at

Weitere Bücher auf meiner Autorenseite auf Amazon:

https://lebenswert365.info/michelle-haintz-amazon

Und hier sind drei Übersichten über meine Produkte:

https://lebenswert365.info/produktseite-lw/

https://lebenswert-oase.com/

https://lebenswert365.info/meditationen_enzln/

YouTube:

https://www.youtube.com/@galaktischebotschaftenderliebe

https://lebenswert365.info/alleingeborener-zwilling

https://lebenswert365.info/gut-leben